U0288359

记忆的终点

The End of Memory

关于阿尔茨海默症的自然史
A Natural History of
AGING AND ALZHEIMER'S

Jay Ingram

[加] 杰伊·英格拉姆 著　慕容晓丹 译

湖南科学技术出版社
·长沙·

译者序

为什么要读一本关于衰老的书

给一本书作序并不是一件容易的事，打着寻找灵感的旗号，我在网上游荡的时候看到了中国台湾导演杨立州几年前的一部纪录片——《被遗忘的时光》。影片拍的就是几位患上阿尔茨海默症的老人的生活。影片里的老人们年轻时都是有故事的人，老了，病了，也不会磨损掉全部的可爱之处。但正是他们这些可爱之处，让人忍不住难过，曾经这样精彩各异的人生，到老了却殊途同归，被记忆背叛，逐渐脱离跟世界的联系，陷入只有自己和疾病的缠斗而不得脱身。

很久之前，人们都没有意识到阿尔茨海默症是一种疾病，老年人似乎都有点健忘，也都有点固执，但这无关紧要，他们的身体状况往往比大脑功能更让人担心。而现在，随着医疗技术的发展，高龄老年人越来越多，他们可能身体健康，却无法独立照顾自己的生活。老年人忘掉昨天读过的报纸头条，张冠李戴新闻人物也许是亲友间的笑谈；但认不出他们身边的亲人，这就不是能够一笑而过的事情。它意味着之前跟你朝夕相处，曾经有过极其亲密关系的这个人，已经离你而去，哪怕他还活生生地站在你面前。他和你之间的所有回忆，一朝清零。

阿尔茨海默症并不只是失忆——事实上很多时候，患上阿尔茨海默症的老年人能完整回忆起年轻时发生的一切。他们失去的是现在，是对眼下这个世界的感知和参与。他们不知道今天的日期，不知道身处什么地方，说不出眼前物品的名字；因为忘记吃药而让之前已经患上的疾病有了更多可乘之机，或者在无意间制造危险，忘记关掉煤气，忘记正在烧的热水，不慎在家摔倒、骨折，出现各种并发症，进一步拉低生活质量。他们不是因为失忆而对身边一切都新鲜好奇的"老糊涂"，而是逐渐体会着大脑不肯合作，在沮丧中不得不接受事实的病人。他们逐渐失去学习能力，无法理解词语的意义，对情绪的感知和控制也不如以前，会觉得世界像是被蒙上了一层毛玻璃；失眠，失去昼夜节律，半夜离家出走然后迷路；还有高发于痴呆症患者的谵妄症状，会让他们受到幻觉的折磨，因为恐惧大喊大叫，甚至打骂家人或者护理人员。而这是一种目前无法治愈的疾病，我们能做的不过是用抗痴呆的药物，尽可能延缓病症发展的过程。而就算是缓解，效果也十分有限。从确诊到死亡，病人的平均生存年限约为7年。

随着老龄化的加快，拥有巨大人口基数的中国也将拥有全世界最多的阿尔茨海默症患者，但是治疗、长期护理和早期预防都远远没有准备好。这部片子如果放到内地来拍，你将看到的也许是家人疲惫而不堪重负的眼神，是病人因为得不到完善治疗和专业护理而每况愈下的处境。这其实也不能只怪罪卫生部门，如此巨大的医疗护理需求，是我们自己给自己制造的难题，是在一系列迈向更健康更长寿的成功脚步之后一个充满恶意的拖尾。我们期待的生活其实已经在不远处，如今的社会随时都能听说一把年纪却仍然心态积极，身姿轻盈的老年人，凭着兴趣去大学选一门自己喜欢的课程，背着行囊走向比年轻时更广阔的世界。但在这些令人鼓舞的可能性之后，阿尔茨海默症如沉默背景，诚实地展示着我们不想面对的事实：65岁以上的老年人有大约10%的人患有阿尔茨海默症，85岁以上的老年人里，这个比例是50%。随着年龄增长，不管怎么努力，大脑都越来越无能为力。而作为潜在照顾者的我们，也不得不面对这几乎是必然的衰退，从不时提醒和接手一部分家务，直到面对因为疾病而失去独立生活可能性的老人——而且这并不只是家务劳动，无法忽视的还有感情羁绊。长辈不再是靠着生活经验为我们指点未来的人，而是需要我们在日常工作生活以外再分出一部分时间去照顾的人。我们需要从早先习惯的那种相处方式中脱离，艰难调整彼此之间几乎所有的关系，因为我们面对的已经是一个因为衰老和疾病而不再熟悉的人，而这个角色连他本人也还没能完全适应。这之间的感情压力，可以大到足以让人窒息。

也许同样出于恐惧或者逃避，对于精神疾病我们总有意轻描淡写，甚至浪漫化。要说鼓吹天才和疯子只有一线之隔还能起到一些消除歧视的作用，那么将阿尔茨海默症与正常衰老混为一谈，只能给诊断带来更大麻烦，也让本来就希望不足的治疗前景更加黯淡。而同样的错误，在20世纪的医学领域也曾发生过。精神分析学说认为老年人社交减少、动脑不够导致痴呆发生，或者医学界提出的动脉硬化假说的风行，都让阿尔茨海默本人在那个时代受到冷遇。而如今，也有相当多数的人并不了解，阿尔茨海默症是最常见的一种老年痴呆症，诊断和治疗归属精神科，就算不能治本，至少适当的药物治疗可以减少护理难度，维持现有生活质量，而不是让病人和照顾者都身心俱疲，彼此折磨。

曾经，古代人类认为衰老是神对人一生罪行的惩罚，所以只有虔诚祈祷才能善终；现在的我们当然不再寄希望于神灵，但对科学抱有过度信心，认为我们终将能完美解决一切问题，也许也有把科学宗教化的嫌疑。如果，我是说如果，我们不能做到既长寿，又能让头脑保持在健康状态，要怎么选择呢？而依照目前阿尔茨海默症药物研发的情况，这也许是我们这辈人仍然需要考虑的问题。

恐惧衰老和死亡是一种本能，所以让目前仍然算得上年轻的我们来描述老年生活，大概不外乎平缓安宁。我们很难想象病人所承受的那种与世界脱节，如堕异域的孤独和焦灼。但另一方面，我们都或多或少地听说过关于阿尔茨海默症，并且都试图在还算年轻时做点什么，来让自己的老年生活更加符合心目中的岁月静好。注意饮食，积极锻炼已经被改头换面重复了许多次，但宣称静思冥想预防阿尔茨海默症的说法也同样不乏信徒。归根到底，我们对所有看似靠谱的健康建议都是盲从的态度，只不过有些人运气略好而已。对阿尔茨海默症，这个老年生活避不开的话题，我们想得太多，但是知道的太少。

而这也是这本书最让我欣赏的地方。跟情感细腻的纪录片比起来，它绝对不会让人从头哭到尾，它甚至显得有点过于平淡。它叙述的是毫无美化的事实，并不避讳科学研究里几乎是日常的挫折感和当下无解。但这些事实恰是平复焦虑的最好工具。无论是作为可能照顾者，还是作为今后潜在的患者，我们对这种疾病了解的越多，我们也就越能看清楚我们将要面对的命运——而这是做出所有改变的第一步。

记忆的终点：

关于阿尔茨海默症的自然史

杰伊·英格拉姆

Westwood Creative Artists 文学社,（416）964-3302 × 224, 杰克·凯撒转交。

Jackie@wcaltd.com

献给我的父亲，拉尔夫·英格拉姆。为他在照顾我患痴呆症的母亲期间展现的尊严、耐心和爱。

简介

　　不记得是因为找什么，我在不经意间看到了《神经内科》杂志一篇名为《妈妈和我》的编者论。文章提到一项做得很棒的研究，它显示，如果母亲患有阿尔茨海默症，那么孩子也会表现出与阿尔茨海默症病人相同的脑代谢紊乱，但他们的认知水平仍然维持正常。也就是说，就算没有任何症状，他们的大脑还是向着病态的方向发展。同时，对于父亲患有阿尔茨海默症的孩子，他们的大脑就一切正常。这一发现使研究者相信，阿尔茨海默症是一种线粒体疾病。因为线粒体，这种被称之为细胞"动力工厂"的结构，是从母系获得的。这是一项不错的研究，但它告诉我们的远不止这些。

　　这些数据击中了我最担心的地方。我的母亲晚年时一直卧床不起，意识不清。她被诊断患有阿尔茨海默症，但是因为无法取大脑组织活检，所以这个诊断只能说是一种猜测。一种非常有可能的猜测，但，不是确诊。况且，即便能够确诊，除了几种药物能让发病进程减缓那么一年半载，目前还没有任何治疗方法能够延缓认知能力衰退，即痴呆症状。而现在，似乎我也可能面临同样风险。

　　我开始认识阿尔茨海默症的经历，在我看来还相当有代表性。我对它的绝大部分了解，都来自于在我最爱的姨母日渐衰弱时协助照料她的经历。姨母先后走过了所有为人熟知的疾病进程：忘记吃饭，不能再用按星期分好的药盒吃药，因为她不知道今天是星期二；当她第一次进疗养院时茫然找不到路，因为我们拖了很久才让她入院。但其实我们早就试着让她搬进去，只是那时她大声抗议——或者更准确地说：坚决抵制。最终，她也完全失去了她上佳的幽默感。我岳父的病情发展得更快些，但基本上也是同样过程。

虽然我的几位亲人死于痴呆症（很可能是阿尔茨海默症），但这并不是我写这本书的理由。很多人大概都或多或少经历过这种疾病——他们对这一疾病都有某种程度的经验——有些人作为患者而亲历，有些则出自照顾者或者患者家属的视角。当我开始更深入地思考关于阿尔茨海默症的问题时，我想要这一疾病的完整档案及它的自然史。既不是给照顾者的指导说明，也不是膳食推荐或者某个人来讲述他的个体感受，而是一份科学档案：它从哪儿来？它是由什么引起的？这是衰老过程中自然的一部分吗？我们如何尝试与之战斗？

关于阿尔茨海默症的研究复杂又极具挑战性。它像所有的医学难题一样让人着迷，又有自己独特的一面。一边是让人心力憔悴的个人体验，一边是全世界范围内加速增多的病人数目给医疗系统带来的真实危机，两者合在一起，给寄希望于通过研究阿尔茨海默症找出有效治疗方法的科学工作者施加了巨大压力。归根结底，阿尔茨海默症确实是"21世纪的瘟疫"。

但这肯定不止是21世纪的问题。早在爱罗斯·阿尔茨海默（Alois Alzheimer）的名字跟这种疾病相连之前，医学界已经对痴呆症状有所了解，他们对它的描述也是我们今天耳熟能详的那些。大约100年前，它首次被命名为阿尔茨海默症，并在当时激起了一股关注热潮。但直到20世纪70年代中期，它才被正式认定为一种疾病，而不是随着衰老都会出现的无法避免的情形。从那时起，我们的注意力就全部集中在这一种疾病上，这在历史上几乎没有先例，或者至少我开始是这么觉得。直到我看到相关的统计数据：美国国家卫生研究院（National Institutes of Health，NIH）每年在癌症研究上的投入超过60亿美元，投在心血管疾病上是40亿，艾滋病是30亿。而在阿尔茨海默症上的投资呢？只有区区4.8亿。跟逐年攀升的护理费用相比简直不值一提。[1]

1　http://penelope. uchicago. edu/Thayer/E/Roman/Texts/Ptolemy/Tetrabiblos/4C*. html#9

我们的处境如何？这头"野兽"的习性到底是怎样的？这是本书要讲的内容。

第一章先是回溯历史，去看看过去人们是怎么看待衰老和死亡的——一方面"罪"是一个重复出现的主题，而痴呆则是其报应；另一方面，如果你虔诚努力，就会得到神的拯救，过完长寿健康的一生，顺利步入天堂。如今阿尔茨海默症让我们担忧，但过去的人们并没有过这种担心。第二章、第三章讲述了阿尔茨海默症最初的故事，从第一位病人奥古斯特·D（Auguste Deter）开始，隔了几十年平静的日子，直到20世纪70年代，阿尔茨海默症最终被认定为遍及世界的危险疾病。

第四章将讲述一个"病人"乔纳森·斯威夫特（Jonathan Swift）的故事。它给我们提供了一个非常不寻常的视角，让我们能从里到外了解痴呆。在第五章，你将认识一个也许你之前没听说过的天才科学家，阿布拉汉姆·特朗布雷（Abraham Trembley）。他不仅以他的"永生"水螅吸引了所有人，也为衰老过程的生物机制研究打开大门。然后，在第六章里，我们将更详细地论述一个惊人的社会现象：在过去175年间，预期寿命大幅提高，以及詹姆斯·弗莱斯（James Fries）的"疾病压缩论（compression of morbidity）"。

第七章和第八章是相互关联的。第七章讲述了当大脑自然衰老时会发生什么。没有出现痴呆的迹象，只是健康变老的过程（假设这两个过程确实有所不同）。第八章我们回到阿尔茨海默先生的实验室，一窥他当年在奥古斯特·D的大脑里观察到的独特现象。正是这些现象将它与健康衰老的大脑区分开来，这些区别至今仍然是诊断阿尔茨海默症的基础。这些被命名为斑块和缠结的征象，不仅在阿尔茨海默当年的切片结果报告里占有重要地位，也是今天人们思考这种疾病时的主流想法。

我将在第九章介绍"修女研究"。一方面因为这是我最喜欢的研究之一（作为一项长期跟踪研究来说它是个出色的主意）；另一方面因为它的结果凸显了疾病的复杂性。那些一眼看去觉得简单的因果关系（大脑里如果有斑块，那么就可以诊断为阿尔茨海默症）结果并不成立（许多完全健康，反应敏捷的老年人大脑也时常斑块遍布）。修女研究里最让人惊讶的结果是，年轻见习修女们在20多岁时写下的文章能够奇迹般准确预测她们之中谁60年之后会患上阿尔茨海默症。修女研究为我们理解这种病提供了大量信息。

修女研究的重要性也因为对比了阿尔茨海默症在大脑里的肆虐（我在第十章里也要讲到的）和来自大脑本身对损伤的抵抗能力——被称之为"大脑储备（brain reserve）"（在第十一章有详细介绍）而变得分明。我们已经知道很多：大脑神经元从什么地方开始受损，斑块和神经缠结怎样串通一气，从最初的发病部位蔓延到所有地方。但修女研究中对被试对象的大脑尸检结果显示，许多认知能力完全正常的修女死后的大脑里也存在斑块和缠结。这个结果与来自其他研究的结果综合在一起，就把我们引向"大脑储备"的概念。这是一种神奇的能力，能保护一般人不受痴呆的侵扰。目前已经有一长列因素都可能是大脑储备的一部分，这个单子之后怕是也将会随着时间继续增长。教育是里面的一个重要因素，目前出现的少数研究认为，教育对预防痴呆至关重要。这些研究还提示，在某些地方，尤其是欧洲，痴呆症的患病率似乎正在减少。这是第十二章的主题，虽然只是开始，但这是一个值得关注的重要趋势。

置身于阿尔茨海默症的阴影之下，我们希望了解我们可能患病的概率到底有多大，以及一旦患病，有什么治病的方法。这是第十三章里要写的。阿尔茨海默症的遗传学研究在某种意义上刚刚起步，但我们已经找到对早发型和晚发型阿尔茨海默症至关重要的数个基因，也一直有新的研究宣布找到了更多相关基因。长远来看，只能寄希望于这里面的某些基因可能会成为预防性疗法的突破口。但遗憾的是，到目前为止，对阿尔茨海默症我们还没有任何预防性疗法。然而，就如我在第十四章所写的，目前一窝蜂而上的临床试验，至少目前来说，大多数都是空手而归。但对乐观主义者来说，每个失败的尝试至少都提供了我们以前不知道的信息，没有其他捷径可寻。

第十五~十七章稍微偏离主线，选了四个阿尔茨海默症的特征来加以探讨。患有阿尔茨海默症的患者里，男性和女性的比例是1:2。除了因为女性相对长寿导致比例偏差之外，还有一些其他的尚未明确的影响因素，也许跟男女之间大脑的差异也有关系。种种差异里面，女性雌激素也许扮演重要角色，但是它究竟发挥什么作用也还不甚清楚。一度人们以为雌激素是女性更年期和绝经后维持正常认知能力的关键，而现在人们普遍认为，它带来的好处并没有想象的那么多。

许多人还记得对铝的恐慌。20世纪80~90年代，一种观念流传甚广，认为铝是阿尔茨海默症的原因，所有铝制的锅碗瓢勺要马上扔掉。最初对铝的担心确实还有一些研究证据支持，但不一致的研究结果最终使科学家们不再关注这个因素。然而这是展示一个科学理念如何流行于大众，再趋于过时的绝佳例子。

阿尔茨海默症并不是痴呆症的唯一类型，虽然它占了所有痴呆症的大概75%。大部分痴呆症都是在同一基础之上衍生出的各种变异型，而作为基础病变的就是坏蛋白（它居然跟疯牛病的传染性朊病毒类似）在大脑各个部位累积，并且在其中许多区域里起了核心作用。但最让人疑惑的、也是最吸引科学家关注的——是关岛发现的神秘痴呆症。它是由食物中毒引起的吗？当地人是因为吃蝙蝠才摄入了如此大量的毒素吗？这些仍然是尚在讨论中的问题。

第十八章集中讨论了居住环境和饮食习惯。要想回顾所有关于"预防痴呆"食物的研究显然不现实，也会因为过于冗长让我的读者闷死。宣称能"预防痴呆"的食物太多，但证据却零碎而不充分。而其中两个值得讨论：一个声称阿尔茨海默症在印度发病率非常低与姜黄确实有关；另一个证据确凿地宣告，日常饮食摄入太多糖是不好的。如今，这些研究发现被认为触及到了阿尔茨海默症的核心问题，于是有人把它称为"第3型糖尿病"。

我试着尽量广泛而公允地描述我们现有关于阿尔茨海默症的所有知识。我确定会有些研究者不喜欢我看重谈论一些方面，或者我没有写到他们的研究方向。我也能肯定地说，那些支持什么特殊维生素补充剂或者饮食指南的人们，会对我刻意回避这些而愤愤不平。我希望的是，通过读这本书，你能对困扰我们的这种病有一个更全面更深入的认识。了解的知识越多，就越会有助于我们面对那些最艰难的任务：照顾那些正在与病魔搏斗的人们。

顺便提一句，就在我读完《妈妈和我》不久之后，我幸运地看到了另一篇文章，标题是《双亲的超常长寿与患上阿尔茨海默症及出现记忆减退的更低风险相关》[1]。这对我简直是个特大喜讯。我母亲患有痴呆，但她还是活到了94岁，我父亲在差一个月就要满98岁时去世。在这项研究里，所有超过85岁的老人都算是超常长寿，所以我算是被分到了还算安全的那部分。但如果只是这么想又太过于简单。我可能患上痴呆的风险因为我母亲的病情而略高，又因为他们的长寿略低。这不过是成百上千个危险因素里面的两个而已。我的经历说明了一点：在21世纪，我们以前所未有的方式面对衰老——一边看着时间流逝一边关注阿尔茨海默症。

1　Lipton, R. B. et al: "Exceptional Parental Longevity Associated with Lower Risk of Alzheimer's Disease and Memory Decline." *Journal of the American Geriatrics Society* June 2010: 58(6)1043-1049 .

目 录

第一章　衰老，直面还是惧怕

当我们想到衰老，便无法回避阿尔茨海默症的阴影。我们之中的许多人——大多数人——都心怀恐惧："DNA之父"詹姆斯·沃森（James Watson）在检测自己的基因组时，要求将一段阿尔茨海默症基因的情况保密。他不希望知道自己是否携带易感基因，他当年79岁。

花费在研究治疗阿尔茨海默症或者看护病人上面的钱早已是天文数字，然而，未来这个数目恐怕仍将大幅增加。

尽管吸引了全世界的关注，阿尔茨海默症仍然神秘复杂。不要说治愈，就算是有效的治疗方法也遥不可及。

这是21世纪，尤其对西方国家来说，衰老一词的全部意义。但在"阿尔茨海默症以前纪"——在痴呆还没有成为每个人面临的问题时，人们对衰老的认识与我们非常不同。数百年前，关于罪恶、生机、神的旨意和生命阶段的种种思潮论断都在试图争取公众关注。在这团混杂的思想争鸣中，过去与现在最大的不同在于：当过去的人们挣扎于无可避免的衰老和死亡之中，宗教是他们的避难所。当代宗教对我们的影响力已经不如以往，但我们仍怀有信念（或至少希望）并将之寄托在现代医学上。我们期待科学研究能让我们享受快乐且长寿的生命。

但这种信心并非自古皆然。一旦你了解数百年前人们对衰老的体验有多么不同，就能更清楚地估计阿尔茨海默症对我们到底有多么难以承受。我们需要一个旁观者的有利视角，而意想不到的是，我们的先祖恰好是最佳人选。

14—15世纪，大部分人甚至不知道自己的精确年龄。如果需要丈量生命，他们就用年纪或者生命阶段。这种年龄尺度大概可以分为：幼年，青年，成年和老年，有时候他们也会把人生跟四季联系起来，从而得到4个阶段，或者7个——因为莎士比亚在他的喜剧《皆大欢喜》里写过而广为人知：

> 全世界是一个舞台，
>
> 所有的男男女女不过是一些演员；
>
> 他们都有下场的时候，也都有上场的时候。
>
> 一个人的一生中扮演着好几个角色，
>
> 他的表演可以分为7个时期。[1]

这7个时期其实早在几个世纪之前就被占星学家克罗狄斯·托勒密（Claudius Ptolemaeus）在他的《占星四书》里描述过。他划分的依据是当时已知的五大行星，月亮和太阳[2]的影响。托勒密描写的影响非常精细：月亮负责引导前4年的生命，水星是接下来的10年，然后是金星负责之后8年，太阳对应的是19年的"年轻成人期"，然后再是火星、木星，最后以土星结束。行星的特质证明着它们的影响力：从地球上看，月相多变，正如最开始4年的生命，大脑和身体都飞速生长变化。临近末年，慢速转动的土星统辖着衰退中的生命："身体和灵魂的行动都冷却下来，成为冲动、享受、渴望和速度的累赘；作为自然衰退过程的一部分，年龄记载着生命的磨损……"[3]

这种把生命划分为若干阶段的想法在数百年里主导着人们对衰老的思考，不同之处只在生命阶段的数目从开始的4个或者7个扩展到了更多。一种最常见的方法是把人的一生排列成阶梯形的金字塔，婴儿在左边最开始的地方，50

1　选自莎士比亚全集，朱生豪译。——译者注

2　http://penelope.uchicago.edu/Thayer/E/Roman/Texts/Ptolemy/Tetrabiblos/4C*.html#9.

3　出处同上，第207页。

　　　　　　　　　　　　　　　　记忆的终点：关于阿尔茨海默症的自然史

岁在顶尖，更老的人随着年龄增加逐阶向右下排列。这种排列方法在16—19世纪反复出现，有各种不同形式。在某些版本里，百岁老人甚至没有自己的位置，而是并排放在最后一级90岁的老人的右侧。美国柯里尔＆艾夫斯出版公司（Currier and Ives）直到19世纪中期还制作了数十张这样的图表。

核心主题有了许多重大变化：在很长一段时间里，这种金字塔只描述男性；女性一开始仅作为忠实的妻子出现，直到19世纪才独立出现。金字塔的每个台阶或者每一层都有其对应符号：死神手持沙漏，左边的小树苗和右边垂死的老树遥遥相映，一只老猫在炉火旁打瞌睡——这是19世纪。同样的概念放在另一个时间，就催生出了那副著名的人类进化图，左边从我们的原始人祖先开始，逐渐转变成右边直立行走的智人。

甚至连桌游也用了"生命是由一系列阶段组成"的概念。1860年美国企业家米尔顿·布拉德利（Milton Bradley，以他名字命名的公司最终于1984年被孩之宝公司收购）推出了一款游戏叫"生命棋盘"（The Checkered Game of Life），游戏要从"婴儿期"一直走到"幸福晚年"，投掷骰子时，只有奇数幸运点才能让游戏者避开破产或者贫穷。值得注意的是，尽管游戏里包含"自杀"可能，但是棋盘上没有一格标着"死亡"。布拉德利卖出了成千上万份"生命棋盘"。

我翻箱倒柜找到另一个现代点的版本，米尔顿·布拉德利的"生命游戏"2002年版。它跟原版几乎没有相似之处：这一版的"生命游戏"删掉了1860年版里面所有黑暗的部分——棋盘上没有"犯罪""懒惰""耻辱"或者"贫穷"这些格子。而被"参加健康俱乐部""购买跑车"和"做整容手术"所取代。这是现代版的"生命游戏"。

这些划分生命阶段的图表当然哪一个也不能称得上是伟大艺术，但确实存在一些涉及这个主题的，就算够不上伟大，至少也是公认重要的艺术作品。里面最杰出的一幅是美国画家托马斯·科尔（Thomas Cole）的4幅大尺寸系列油画，名字叫《生命旅程》（The Voyage of life）。

我第一次看见这些画是多年前在华盛顿特区的美国国家美术馆里，那时我还远没有对这一主题产生兴趣，但几分钟之后我就被迷住了。这4幅油画展示了一次顺流而下的旅程，开始是一艘载着婴儿的小船慢慢出现在山洞口，最后是一位老者，仍然在船里，驶向宽广的海面。画面透出浓厚的宗教意味：这个人的一生总有守护天使伴随（虽然大多数时候他并未发觉），一座闪亮的白色城堡浮现在空中，天使总是出现在画面各处。完全符合我们印象里一个19世纪中期信仰宗教的艺术家对于"生命像一场旅途"的表述。

当然这不光是科尔自己：数百年来宗教是唯一对思考生命之路产生显著影响的思想。的确，人们设想衰老是一系列步骤或者阶段，但这只是计算方法，或者预期。而宗教提供动机：比如，清教徒们反对衰老就只是因为它让人越来越无用，越来越临近死亡的观点。他们认为高龄实际上有非常重要的意义，它让人们更接近拯救，这是40来岁的人不会觉得需要的。因此，人们就有了一个非常有力的动机，来道德高尚地过完生命的每一天。

实际上早点开始有德行的生活是个不错的主意。那时大多数人都相信，只有拥有纯洁的心灵，和对上帝的虔诚信仰，才能过完充实、健康、快乐的一生；那些寿数未尽就去世了的人，或者更糟糕的，那些在晚年受尽折磨的人，都被视作是因为前半生的罪孽而遭到报应。他们只能怪自己，而无法迁怒于神的旨意。也就是说，如果你有罪，那你的晚年必然痛苦凄凉。不幸的是就算你遵从道德戒律，也不能保证就一定能善终。

所以科尔在他的油画里着重突出天使和天堂并不让人意外。但这些画要表达的还有更多：小船经过的是美妙绝伦的风景，无忧无虑的少年漂流于静水之上，然后转变成烦恼的中年男人随波涛沉浮，只能默默祈祷。最后当然是自然的力量让人屈服，但老人前方的水面上还是投下了天堂的光。

第一幅画和最后一幅画相比而言差别巨大。开始的两幅表现的大部分是年轻人的梦想和憧憬（虽然在第二幅画里，少年怀着自信航行在平静水面之上，朝着前方空中一座闪亮的城堡进发。画的最右边可以看到河流即将急转，水流突变，预示着航程将变得更艰难）。后面两幅调子阴沉灰暗，生命的秋冬季节，那个科尔自己描述为烦恼重重的阶段。

《生命旅程》甚至不允许其他可能的选择；河流是唯一的途径，一个人只能

　　　　　　　　　　　　　记忆的终点：关于阿尔茨海默症的自然史

无助地漂向大海，就算有天国的使者眷顾也无济于事。或许有他们保佑，又或者与此无关，整个行程倒是看起来结局美满，天堂的召唤近在咫尺。

我也读了别的对《生命旅程》一见钟情的人写的观后感，但我还是不清楚它为何如此令人着迷。或许这些作品迫使我们去面对衰老的"威胁"，而不是假装它不存在。又或者是人物几乎跟真人一样大小——每幅画都有差不多1.5米高，2.0米宽（5英尺高6英尺宽）。无论如何，这4幅油画《生命旅程》首次于1840年展出的时候就吸引了公众。10年之后翻版复制的这些画挂在寻常人家，正如几十年前那些描述生命阶段的图。直到今天，也有成千上万的人前来观摩《生命旅程》，就算21世纪人们对衰老的态度早已全面世俗化，与175年之前作者画下这些画时已大为不同。

尽管在表现人的一生经历时内容迥异，在描述命运赋予的责任感时各不相同，但这些不同类型的将生命阶段视觉化的尝试，都还是受限于同样的天花板——没有哪个跳出了必然性的藩篱。当你攀上金字塔尖，随之而来就是每况愈下；科尔的旅程，经行之处显然是一片未经人类开垦的荒原，行者只能随波逐流，与坏天气搏斗；除了坚持和祈祷拯救之外没有别的办法，甚至在《生命棋盘》游戏里下棋也是被动的——你也许能逃避厄运，也许不能，但这不由你做主。

既然衰老和死亡无法避免，面对它们时，无助感就油然而生。对这种无助感——以及宗教的卓越作用——描述最好的人是神学家兼牧师纳撒内尔·恩门斯(Nathanael Emmons)。恩门斯在新英格兰地区布道超过60年，于1840年以当时罕见的95岁高龄去世。他的神学理论认为，人们自己可以一定程度上影响之后是否会升上天堂的结果，但无论如何决定权还是在上帝手里，而且上帝对谁会死，什么时候死都有绝对权威。在决定死期的问题上，人的行为不会影响神的判断。

恩门斯甚至声称，上帝有时会故意终止人的生命，来强调他掌握生杀大权的事实——复仇的上帝。出乎意料的是，恩门斯据此认为，正因为连自然法则也在上帝的掌控之中，所以人类的"自然"寿命长度是不可知的。这就使人类寿命也许能大大超过目前的状态，如果上帝不是刻意要减少它的话：

> "因为我们对自然法则还不够熟悉，所以我们无法肯定地说，哪些去世的
> 人真正达到了自然界定的寿限。然而我们可以大致推测，根据那些少见但是存
> 在的例子，有些人活到120，130，140，或者150岁……因此我们有足够的理由
> 认为，上帝剥夺了大多数人活够岁数的机会。他也从不允许人类群体中的任何
> 人，哪怕千分之一或百万分之一，达到自然设置的寿命界限。"[1]

抛开恩门斯所说的人类其实可能活得更长这种说法，如果人类寿命掌握在
上帝手中是事实，也没让我们有多少指望能把这部分时间要回来。另外，活到
150岁这种事也大概只是传说——人类在被逐出伊甸园时就同时丧失了长生不
老的权利。我们去看那些百岁老人的头像，他们看起来都是一副昏睡呆滞的样
子。人类寿命毫无疑问是有上限的。

然而，到了19世纪中期，当人们再去思考衰老和死亡时，宗教的影响力就
渐渐减弱，至少在某些人群里是这样的。一些健康改革运动的实践者们认为，
生死限度显然需要看天意，但是就是因为这样，我们才应该健康生活，为自己
负责，才能让人的寿命最大化。实际上，对极端高寿的想象，仅仅是回归了圣
经故事里面未加批判就记录下来的那些传奇般的长寿（玛土撒拉[2]），它其实跟
上帝一点不冲突。他们也推荐戒除（或者至少克制享用）烟草、酒精、咖啡、
茶和过多性爱，而应该多吃蔬菜，经常洗澡，勤换衣服。

这些来自健康改革运动的建议，至今仍有其一席之地，但他也没法知道生
命什么时候会结束：有些运动的热切拥护者预言人能活到两三百岁甚至更老，
但依据也就是圣经故事，除此之外再无其他。宗教终于慢慢完全失去了它在生
死问题上的发言权。威廉·阿尔科特（William Alcott）在他1857年的书《健康之

1　Ide, Jacob (ed.) "Shortening of Life" in *The Works of Nathanael Emmons; with a memoir of his life* (1842) *Sermon* VII 3:82.

2　Methuselah：玛土撒拉，在希伯莱语旧约《圣经》记载中，亚当第7代的子孙，是最长寿的老人，据说他在世上活了
969年。——译者注，引自 https://zh. wikipedia. org/wiki/%E7%91%AA%E5%9C%9F%E6%92%92%E6%8B%89

法》里写道：

"人们认为，活得长到一定程度必然可悲。但如果长寿变为一种折磨，那一定是因为罪恶。痛苦并不一定与老龄相关，老年跟青年或者成年时期相比也并不意味着就要承受更多痛苦。"[1]

思考，煽情，合理化和布道式说教的杂烩，构成了19世纪死亡观念的特征。直到19世纪晚期，才有一股独特、奇异、让人哭笑不得的思潮浮现。让这种想法发扬光大的不是别人，正是伟大的加拿大医生威廉·奥斯勒（William Osler）。但它其实根源于安东尼·特洛勒普（Anthony Trollope）1882年的小说《固定期限》，一部被归类于反乌托邦的小说。《固定期限》描述了不列颠纽拉国的国民寿命是固定的：67岁。到了这个年纪，人们就被送到被称作"学院"的地方，位于奈克罗坡里斯（Necropolis）。一年之内他们会被处以安乐死，然后火化。特洛勒普写这本书的灵感据说来自17世纪的一出戏：《"老"规矩》，他写书前显然刚读过这剧本，但这一说法其实忽略了特洛勒普的时代里，一个引起争议的近期话题，由乔治·米勒·彼尔德（George Miller Beard）在他1874年发表的文章《老龄期的法律责任》里提出。[2]

特洛勒普笔调讽刺，而彼尔德则不。作为一个医生，他这篇文章是1873年3月纽约城的医疗–法律学会会议上的学术报告。报告开头他就表明，他要说的是衰老对于"精神能力"的影响，和这种影响是否会让老年人产生障碍，以至于法律系统不得不加以注意。

"我尝试了解衰老和工作的关系，使用的方法是详细研究各个年龄段名流人士的传记。"[3]

"所有史上著名人物"都被囊括在彼尔德的分析里面。他对比了这些人做

1　Alcott, William A. *Laws of Health* Boston:John P. Jewett, 1857 page 9 (http://catalog. hathitrust. org/Record/010600732).

2　Beard, George Miller:*Legal Responsibility in Old Age:Based on Researches into the Relation of Age to Work:Read before the Medico-legal Society of the City of New York at the Regular Meeting of the Society,* March, 1873...New York Russells' American Steam Printing House 1874.

3　出处同上，第5页。

出他们最重要的工作时的年龄：政治家的立法议案，建筑师的标志建筑，哲学家的理论系统。下面是彼尔德得出的主要结论：

· 80%"影响世界的工作"都是在50岁之前完成的。
· 人最出成绩的15年是30~45岁。
· 米勒的很多研究对象都活到了70岁以上，但在他们生命的最后差不多20年里，他们都无所作为。

彼尔德希望他的观点一鸣惊人，他把每10年一个年龄段用贵重金属区分，20~30岁是黄铜，30~40岁是黄金，然后继续是白银，黑铁和灰锡。最后70~80岁那10年，是"木质时代"。[1]

为了让他的研究更有分量，彼尔德指出这是个普遍规律：在他看来，马的最好时期是8~14岁；猎狗是2~6岁；母鸡在3岁的时候达到产蛋最高峰[2]，尽管它们之后还会继续生好几年的蛋。

彼尔德也回应了一些批评。对于为什么大脑在40~80岁时最活跃这个错误说法之前都没有被发现，直到他这儿才纠正过来，他认为不光是随着年龄增长人们会得到更多尊重，也是因为名声需要时间检验，结果是那些人出名时，他们最杰出的工作早已在数十年前就完成了。他也把责任归结于艺术家：他们用画笔或者雕像让名人不朽的时候，这些人已过盛年。

最后他提到他开始要论述的问题，法律系统要不要考虑衰老对于思维的影响。他的结论是：法院应该配备"大脑病理"专家，以便推断证言因为证人高龄，智能受损而不足为信的可能性。

乔治·米勒·彼尔德写《老龄期的法律责任》时34岁，所以他眼光的局限性尚情有可原。毕竟他也没有提出什么特别过激的主张。但他的结论是否可

1　实际上如果把他的数据图表化，就会得到一个差不多金字塔形的生命阶段，除了峰顶出现得较早，而衰退期因而相应更长。

2　编者注：另一说法是母鸡在25周龄时达到产蛋最高峰。

靠还是让人质疑。他从没给定他研究的样本量，每次引用时写的都是不同的数值，也从来没有发表推出结论需要的数据或者计算过程。无论如何，他吸引了大量关注，有人认为他的工作为强制退休铺平了道路。

然后特洛勒普写了他的科幻故事。要不是这位优秀的医生威廉·奥斯勒选择"固定期限"作为他1905年在离开霍普金斯医学院之前最后一次演讲的标题，那么这些观点也许就会逐渐销声匿迹。[1]

那时奥斯勒离开霍普金斯，准备去向牛津。他说对医学院来说，教职人员年轻点更好，毕竟大部分人40岁之后就没什么值得称道的贡献了，大学也许应该等他们一到60岁就直接让他们走人。

"一直以来，所有重大进展都来自40岁以下的人，世界历史也向我们展示了绝大部分罪恶都可以归结到60岁的人身上——几乎所有严重的政治错误和社会决策失误，所有糟糕的诗，大部分劣等画作，大多数蹩脚小说和为数不少的差劲布道和演讲。"[2]

这显然只是开始热身，因为几个月之后他说：

"一名教师的生命应该有3个阶段——25岁之前学习，投入研究直到40岁，60岁时成为专家，那时候我觉得他就应该可以拿着双份津贴退休了。至于之后要不要像安东尼·特洛勒普设想的那样，被送到"学院"，用氯仿施以麻醉，我有点不确定，因为我自己的岁数给我留的时间也不多了。"[3]

如果放在今天，大众媒体对此的报道肯定会铺天盖地。我们每天都见惯了人们（其中一些人理应更深思熟虑）说话不合时宜或者不经过大脑。而一个世纪多以前，对于奥斯勒关于氯仿的玩笑，公众的反应其实也差不多在同一个水平。报纸头条和各种公开宣言闹得沸沸扬扬，尤其是那些超过60岁的人们反应强烈——觉得他们的能力，至少是他们自认为的能力，被贬低了。甚至当时有3起死亡都看似可能跟奥斯勒的评论有关，其中一个男人被发现自杀——显然

1　Osler, W. Valedictory address at Johns Hopkins University. JAMA 1905; 44: 705-710.

2　出处同上，第707页。

3　出处同上，第708页。

用的是氯仿，是在他跟别人讨论了奥斯勒的演讲几天后，并明确表态认为应该有人把这种理论付诸实践。

滑稽的是：在奥斯勒当时说出这番话的时候，在场的人显然没有把它当回事，只有第二天的报纸才用严肃口吻写了报道。然而伤害已经造成一个新的动词，"奥斯勒化"开始流行起来。

如果奥斯勒的演讲早100年发表，美国人大概不会理解为什么他会激起公众的愤怒。就像100年之后，这样的观点再也不会引人关注。上帝在哪儿？难道不是所有人的生命都掌握在上帝手里吗？纳撒内尔·恩门斯恐怕要为这样亵渎神灵的论调而愤怒。但就算乔治·米勒·彼尔德的科研工作做得破绽百出，它还是19世纪各种变革里不可或缺的象征。衰老现在是科学研究的领地。

那么科学能做什么呢？答案是操纵自然。今天，在健康改革运动夸口说要延长人类寿命一个半世纪之后，我们又开始谈论活到150岁的人们。不是因为上帝的影响力在或不在，而是因为我们现在对科学，或者恩门斯曾称之为"自然规律"的东西，了解得更为透彻。科尔笔下的自然风景已经被永久改变了。在科学乐观主义者眼中，《生命旅程》的旅行者已不再是无助地颠簸于浪尖。虽然科学知识还远远不够完美，但其进步足以激励一些衰老研究的专家们宣称，不久我们就可以改写人类寿限。

在第五章会有对衰老的生物机制更详细的介绍。但简而言之，目前对衰老的研究仍然各自为政，研究方向各异，也就意味着目前还没有一个也许永远也不会有一条清晰可见的延寿之道。然而，越来越多的科学家们相信我们能弄清楚在人身上什么地方最开始变老，然后甚至借此找到延长生命的方法：这确实是科学的时代。

但就在我们幻想着长寿的同时，我们也忧心忡忡。阿尔茨海默症现在是讨论衰老时的绝对主题，没有什么其他疾病能达到这样的程度。在不久前，心脏病、中风和癌症还是威胁长寿的疾病，而现在，阿尔茨海默症给我们幻想中的未来投下一片阴影，超过85岁的老人里面每两个就差不多有一个患有痴呆。这就好像是科尔的"生命之河"突然开辟出一条崭新而危险的支流，越来越多的人聚集在这条歧途里。

因此，有些人一方面勇气十足地宣布，有一天我们会活得更长；另一方面，他们也总是踌躇于表态说，在实现长寿的同时，我们也必须保证人能在如此高龄仍然身体健康，意识清楚。阿尔茨海默症作为慢性消耗性疾病的一种，一般都是因为排除了其他危重疾病，比如肺炎之后突然被我们注意到的[1]。毕竟这种疾病曾被称为"老年之友"。

但现在是21世纪，如果你生活在19世纪，你压根不用操心延长寿命或者随之而来可能的生活质量降低的风险。

今天，65岁以上的老年人里有10%的人患有阿尔茨海默症，85岁以上的老人里这个比例将近50%。加拿大和美国的总人口大约3.5亿，其中有600万阿尔茨海默症病人。1800年美国人口比现在少，同时加拿大人可能也不超过50万。那时候没有生育潮，没有人口的结构性老龄化倾斜。200百年前，人的预期寿命要远远低于现在——65岁以上的老人已经很少见，人的观念里上帝，罪恶和拯救还占据着绝对地位，关于衰老的思考几乎很少涉及痴呆。直到100多年以前，一切都变了。

1　Gruenberg, E.："The Failures of Success". *The Millbank Memorial Fund Quarterly. Health and Society.*Winter 1977, 55(1):pp. 3-24.

第二章 "这么说，我失去了我自己。"

1901年11月26日，法兰克福，德国。一位年轻的临床医生接诊了一位女病人，她前一天被收入地方精神病院，时年51岁。自入院前一个月起，她的行为越来越古怪病态。她变得偏执多疑，毫无根据地嫉妒结婚已28年的丈夫，同时她的记忆力也大幅度衰退。这名医生详细记录了他对这位名叫奥古斯特·D的女病人的问诊：[1]

——您叫什么名字？

——"奥古斯特"。

——姓什么？

——"奥古斯特"。

——您丈夫的名字是什么呢？

——"我想想，奥古斯特吧"。

——您丈夫？

——"啊，我丈夫"。

她的思维不连贯，虽然能正确说出铅笔、钢笔、日记和雪茄的名字，但是

---

1 Konrad Maurer, Stephan Volk, Hector Gerbaldo "August D. and Alzheimer's Disease Lancet 1997;349:1546–1549".

之后的问题显露出她的思维混乱程度。

——我刚才给您看的是什么？
——"我不知道，我不知道"。
——挺难的，是吗？
——"紧张，非常紧张"。

有些东西她第一次能正确说出名字，但很快就忘掉了。当她吃着花菜和猪肉时，她说她吃的是菠菜。这位医生继续问她：

——现在是几月？
——"第十一个月"。
——第十一个月叫什么？
——"最后一个，或者不是最后一个"。
——到底是哪一个？
——"我不知道"。

医生注意到她的问题不止不能正确说出东西的名字。阅读时，她把同一行字重复读了三遍。尽管她能认出每个单个的词，但是她似乎不理解她读的内容，甚至用奇怪的方式重读某些词。她突然毫无征兆地说："刚才有个孩子在叫，他还在那儿吗？"

断断续续的短句子展示出她的衰退如何折磨着她：

"我没切到自己。"
"这么说，我失去了我自己。"

奥古斯特的衰退并没有停止。最后她的语言变得难以理解，她能发出来的声音就只有大喊或者小声哼哼。在她生命的最后一年，她已经什么都说不出来了，情感淡漠，无法行走。她死于1906年4月，不久之后就是她56岁的生日。

要不是医生的坚持，她的病例大概根本不会被人注意，更无法称得上"重要"。在奥古斯特死的时候，这位医生已经从法兰克福搬到慕尼黑，并在大学的皇家精神疾病诊所找了一份工作。但医生并没有忘记她，当得知她的死讯，他便写信索要她的大脑做研究。他的发现不仅让奥古斯特·D闻名当时整个神经病学界，也让他自己的名字家喻户晓，不管在当时还是现在。他就是爱罗斯斯·阿尔茨海默（Alois Alzheimer）。

阿尔茨海默的名字与21世纪最著名、最可怕的疾病紧密相连，但他的人生远非轰轰烈烈。的确，他有同情心，是位良师，在他的实验室里漫步于同事之间，在雪茄的烟雾缭绕之间指点他们用显微镜观察研究——因为他的忘我投入，他的雪茄常常被主人遗忘在实验室的长椅上燃烧至尽。许多传记作者都试图在这个羞怯、勤勉、安静的男人的生活里挖点料，其中最精彩的一件是当他还在德国乌茨堡大学医学院做学生的时候，他是一个剑术俱乐部的成员。这个俱乐部旨在用"丰富的社交生活"，（包括效果卓越的德国啤酒）来提高成员的击剑能力（很遗憾这部分没有如实记录下来）。后来，1887年他还被罚过一次款，理由是含糊不清地"在警察局门口不适当的喧哗"。[1]

但阿尔茨海默绝对不是当时那些名流风范，自立门户的精神学家和神经科学家中的一员，像是西格蒙德·弗洛伊德（Sigmund Freud），卡尔·荣格（Carl Jung），埃米尔·克莱普林（Emil Kraepelin）或者克莱普林的最大对头——身在布拉格的阿诺德·皮克（Arnold Pick）。就好像一位传记作家说的，阿尔茨海默是那种被强加了光环的人，虽然平心而论，他管理着一个强大的解剖实验室，在那里工作的好几位科学家如今都以他们发现的重要疾病闻名，比如以克罗伊茨费尔特（Creutzfeldt）和雅各布（Jakob）两人名字命名的克雅二氏症；弗里德里克·路易（Frederic Lewy）在脑细胞内发现了一种蛋白聚集体，这种"路易小体"

1　Cipriani et al："Alzheimer and his disease:a brief history". *Neurological Science* 2011,32:275-279.

在路易氏体型痴呆症和帕金森症的病例里都有出现。

然后是奥古斯特·D入院，就算阿尔茨海默的科学之路没有因此转变方向，至少他的名声也被彻底改变了。虽然准确地说，阿尔茨海默一辈子也没有因为奥古斯特·D的病例而迎来任何的事业转折点。这仅仅是一个他感兴趣的病例，所以他一收到她的大脑，就开始着手把它切成薄片，并且用一系列新近发明的革命性化学染料染色，以使显微结构从背景中凸显出来。其中一些方法是来自阿尔茨海默的同事、密友兼婚礼时的伴郎——弗朗茨·尼氏（Franz Nissl）的发明。

阿尔茨海默在奥古斯特·D的大脑里发现了一些异常。第一，脑细胞神经元的数目大大减少了；第二，在这些细胞周围，细胞外的间质里，阿尔茨海默还发现了一些深色的沉积物，其组成成分也很奇怪；第三，用含银的染料染色后，他能在那些看起来一切正常的脑细胞之间还见到了深色的神经纤维缠结。这3个特点至今仍然是阿尔茨海默症典型的三联征。

阿尔茨海默不是第一个发现这些沉积物的人。这些沉积物，如今被称为"斑块"，或者神经纤维"缠结"。在他之前的许多研究者都曾在大脑组织上观察到这两个特征性的表现。但只有阿尔茨海默把这两个特征和神经元显著减少联系起来，当这些表现同时出现在同一个人的大脑上，这就是病人表现出智力衰退早期症状的原因所在。在他看来，这些证据已经足够让他向更多人公布他的发现，而事后证明，当时那些得到消息的听众们反应平淡。

那是1906年11月在图宾根的德国西南精神病学家大会，差不多阿尔茨海默的90个同事都参加了那次会议。当他报告了他在奥古斯特·D大脑上的发现时，他根本没能激起听众们哪怕一点点兴趣。（我读到有人说当时听众们最感兴趣的报告是关于强迫性手淫的，但是现在没法证明这是不是真的了。）当时没有人提问，会议主席只好说："那么尊敬的同事，阿尔茨海默先生，感谢您的观点。显然现在没有人希望继续讨论它了。"[1]

1　Dahm R (2006) Alzheimer's discovery. *Current Biology* 16(21):R906–R910.

可以想象，阿尔茨海默非常失望，虽然也有报道称，当时他自己也不肯定这个发现到底是不是有价值。他以为奥古斯特·D最多患的是一种罕见的早发型老年痴呆症。但无论如何最终他还是创造了历史，这个病例个案，和之后几年里出现的一些相关证据，让阿尔茨海默的老板——专业领域举足轻重的埃米尔·克莱普林把它收入了他编写的精神病学手册第八版里面（这一系列教科书影响广泛，也让他声名显著），他称之为"阿尔茨海默症"。但其实克莱普林自己也承认，对这种疾病的了解及其重要性还"尚不清楚"。

那时正是精神病学和神经病学蓬勃发展的时代，尤其是在欧洲。西格蒙德·弗洛伊德野心勃勃地推广他的心理疗法，认为精神疾病可以用谈话疗法解决——他的想法开始赢得越来越多的追随者；像阿尔茨海默这样的科学家面对同样的问题，却更多从生物学的角度考虑，试图把显微镜下的小点跟病人生前表现出的症状联系起来。这种方法只有依赖当时刚刚发明出来的先进的染色技术，人们能够借此凸显出大脑结构的不同特征之后才成为可能。

还有许多更大胆的想法也在酝酿之中，像是关于大脑本质的理论争鸣：它到底是一个巨大相通的网络，还是每个神经元实际上都是个体单元——虽然互相交流但其实仍然各自独立。那时正是脑科学开始繁荣兴盛的时期，虽然你很难从那些集体照上、留着小胡子的严肃面孔上看出来。

在此背景下，克莱普林决定把阿尔茨海默的发现确立为一个新的疾病，其实他并不清楚这个发现到底有多重要或者可能会有什么意义。这个决策引发了后世的很多猜测。有人说面对繁重的研究工作和紧追不放的对手，克莱普林搜肠刮肚地积攒每一点成绩，好让他的实验室能超过他的最大对手——布拉格的阿诺德·皮克。把这种疾病命名为"阿尔茨海默症"只是他拿来装点门面的招数，每一种新的疾病都能给他增光添彩。实际上，当时皮克的一位同事，奥斯卡·费舍（Oskar Fischer）就在不久之前才发表了一篇文章，写的就是他在因痴呆症死亡的病人大脑里发现了斑块，只是他没有把这单列为一种新的疾病而已。

还有说法认为，克莱普林本人信奉精神疾病是大脑出了问题，一定能找到器质性的原因。他需要一切能够证明这种说法的例子来跟西格蒙德·弗洛伊德和他的精神分析学派分庭抗礼，甚至压过他们。问题是弗洛伊德的精神分析当时已经大获成功，而克莱普林和他实验室里的20位病理学家却没有做出什么成绩。而且这已经不止是名誉受损的问题：克莱普林的实验室需要大笔开支来维护技术设备，而资金短缺已经持续一段时间了；相比之下，精神分析根本不需要实验室，弗洛伊德和荣格又都压根不缺钱。

另外，在阿尔茨海默那个时代，人们普遍认为老年人的痴呆不过是衰老过程的一部分，而非一种疾病。这些症状开始出现在人50岁左右，根本不值得关注，甚至没有必要特意给它取一个名字。我们大概永远都不会知道克莱普林做出决定的真正理由，但或许当时科学研究的飞速发展让他希望占据前沿，就像现在科学家们同样希望的那样。

虽然我们无法得知克莱普林出于何种动机，但能够确定的是，阿尔茨海默对奥古斯特·D大脑的观察描述非常精准，他为显微镜观察所制备的脑组织切片，其技巧让90年后的同行们仍然惊艳不已。我们不止可以从他发表在20世纪早期的报告里了解这些——经过辛勤努力［其艰难程度不亚于在太平洋里寻找阿梅莉亚·埃尔哈特（Amelia·Earhart）的失事飞机[1]］，20世纪90年代德国科学家们不仅找到了阿尔茨海默的病例记录，也找到了当年奥古斯特·D的大脑组织切片。

这次富有传奇性的搜寻开始于20世纪90年代初，开头其实很平淡。一位日本科学家声称，奥古斯特·D和第二个病例约翰·F对科学界来说意义重大，如果能够重新找到这两个病例标本，将给神经病学带来不可估量的贡献。我们能得到的启发将会远远超过阿尔茨海默在所发表文章里描述的。当时根本没有任何证据表明这些病例是否还存在（更何况这个国家已经经历了两次世界大战），尽管如此，藤泽浩四郎(Kohshiro Fujisawa)仍然坚持说："我同意这些标本

1　阿梅莉亚·埃尔哈特，美国著名女飞行员。1937年7月当她尝试全球首次环球飞行时，在飞越太平洋期间失踪。之后美国海军和海岸警卫队开始了海上和空中持续近17天的官方搜寻，耗资400万美元，是当时最昂贵和最严密的寻找行动。官方搜寻结束后，乔治·P.普特南，阿梅莉亚·埃尔哈特的丈夫又立即组织展开了一次私人搜寻。——译者注，引自 en. wikipedia. org/wiki/Amelia_Earhart

还在慕尼黑的可能性微乎其微，但我相信奇迹。你们德国人的'整理癖'和'准时性'世界闻名。这些标本一定还好好地收存在什么地方。"[1]

他赌对了。许多对阿尔茨海默症感兴趣的德国科学家用尽各种方法，最终完成了藤泽先生对德国科学界的执念。其中一位是在慕尼黑工作的曼纽尔·格莱博（Manuel Graeber），他所在的大学恰巧跟阿尔茨海默曾经工作过的是同一所。但时间过去了太久，许多陈旧的标本都被清理掉了。所幸还有一些记录因为存档的缘故还没有被扔进垃圾桶。在藤泽先生的信发表仅仅几个星期之后，格莱博和其他人在搜寻地下室的时候找到了一本解剖书，书的主人就是阿尔茨海默实验室的大老板——克莱普林。循着这本书他们找到了阿尔茨海默的第二个病例，约翰·F的原始记录和由阿尔茨海默制备的约翰·F的大脑组织切片。这无疑是一个让人狂喜的发现，以至于科学家们郑重地把这些东西送到了巴伐利亚州犯罪调查局，来确定用来标记这些切片的墨水是哪一年的。

但奥古斯特·D仍是众人苦苦追寻的目标（尽管对约翰·F有了更多了解之后，这也是个十分有趣的案例）。数年的徒劳无功之后，1995年12月，康拉德·茅尔（Konrad Maurer）在法兰克福大学附属医院发现了奥古斯特·D的档案，那是阿尔茨海默最开始见到她的地方。茅尔和其他人找了许多年，最后终于在一个放满十几年前旧文件的档案盒里找到了它。盒子里是一些蓝色的文件纸，有一张明显跟其他不同。只看了一眼，茅尔就转头对其他人叫道："这是奥古斯特·D！"[2]也不能怪他太过于激动——这种机会一辈子也难得遇上一次，不仅能亲手碰触阿尔茨海默的笔记，还能看到奥古斯特·D在书写自己名字的时候笔画上的停顿，甚至还有一些她的照片。

但是展示奥古斯特·D大脑病变的显微镜切片仍然还没找到。茅尔当时希望它们应该还在法兰克福，跟阿尔茨海默的笔记在一起，但格莱博坚信阿尔茨海默肯定已经把这些切片寄到了慕尼黑克莱普林的实验室，那是他随后开始新

1　Graeber, Manuel: No Man Alone:The Rediscovery of Alois Alzheimer's original Cases;*Brain Pathology* (1999)9: 237-240.

2　Whitehouse, Peter J. *The Myth of Alzheimer's* St. Martin's Griffin New York NY 2008, page 78.

工作的地方——他猜对了。在查阅了从其他城市，包括法兰克福转来的标本登记册后，他们找到了属于奥古斯特·D的250片脑组织切片，每一张都标记着她的名字。

至此，藤泽先生对德国人专注细节的信念得到了完全报答。他的另一个预期也是正确的：这次寻找的结果将远不止于揭示一段蒙尘历史，它所带来的发现，或许甚至远超了藤泽本人的预期。

要知道奥古斯特·D是个极端例子：她因为痴呆症状被收入院时年仅51岁，5年后去世。阿尔茨海默和他的同事们意识到这是一种极为早期起病的痴呆症，而不是典型伴着衰老而来的痴呆。但这一认知和对脑切片的镜检，也就是他们当时能做的所有了。数十年之后，我们对早发型阿尔茨海默症了解得更为透彻，20世纪90年代中期发现的三个基因，是导致家族性早发型阿尔茨海默症的致病原因。之所以称之为"致病原因"，而并非可能的危险因素，是因为这些基因都是显性基因，意味着只要遗传到一个这样的基因，就一定会发病。尽管研究者认为，携带这些基因其实只能解释阿尔茨海默症全部病因的一小部分，但它们所导致的早期发病这个特点不断让人想到奥古斯特·D的病情。她真的得了阿尔茨海默症吗？

曼纽尔·格莱博和他的同事们完成了阿尔茨海默做梦都不会想到要做的工作，或者实际上他可能根本就不会往这儿想。他们从阿尔茨海默亲手做的组织切片上取了一点奥古斯特·D的大脑，然后用21世纪的基因技术做检验。结果成功证明了奥古斯特·D带有一个叫作"早老蛋白1（presenilin 1）"的基因，当它发生变异时，就会引发一系列多米诺似的生物化学变化，从而导致早发型阿尔茨海默症。她拥有的，是一个独特的变异——同样的改变还没有在其他任何人身上看到过。这是一个再微小不过的改变：400多个氨基酸组成的链状蛋白质分子在大脑细胞的细胞膜表面穿插而过，其中只有一个氨基酸发生了变化。而就是这样一个氨基酸的改变，如果正好发生在关键的部位，就会导致疾病——这正是眼前发生的事实。我们现在明白为什么奥古斯特·D命中注定会患上阿尔茨海默症。当然，如果我们着眼于未来，就如曼纽尔·格莱博说的，

"如果像奥古斯特·D这样古老的大脑都能吐露自己的秘密，其他人的也能。"[1]

阿尔茨海默没有想到要做这样一个基因检测其实是因为时代所限。现代遗传学确实早在19世纪60年代中期就在格雷戈尔·孟德尔神父的豌豆田里发芽，但直到1905年，他的工作也根本没有对科学产生任何影响。之后随着几位科学家各自独立地重新发现了他的实验，并领悟了这些结果的意义，现代遗传学才蹒跚起步，带着"基因"的概念启程。

那是1905年，此时奥古斯特·D已经衰退得很严重了。在科学家们能够说清楚基因到底是什么、由什么组成之前，她就已经去世。那时的科学对基因能做什么根本一无所知。阿尔茨海默根本没有机会选择做什么基因测试，因为那时几乎没有所谓的遗传学。只有靠着沃森和克里克发现了DNA结构，靠着基因组测序和人类基因组项目，曼纽尔·格莱博才有可能做到这件事。而进一步的研究进展实际上需要的技术尚不止于此。第二个病例，约翰·F，就像奥古斯特·D一样让人煎熬。他确实表现出痴呆——当他54岁的时候，阿尔茨海默本人在对他的检查记录里写道：[2]

　　"反应呆滞，情绪偏欣快，交流有困难。问他的问题被他不断重复，但给不出答案，解决非常简单的算术题也要停顿上相当久的时间。测试让他指一些身体部位时，他一直犹豫不决。就算之前花了很长时间讨论膝盖骨，他还是把一把钥匙指认成了膝盖骨。

　　他接连犯错：有人递给他一个火柴盒，问他要怎么用，他拿过盒子敲打自己的膝盖。给他一块肥皂，他也同样弄错用法。其他要求，比如打开门锁或者洗手，他虽然可以正确做到，但是动作异常缓慢，这样的事情对他来说也足够困难了。"

1　Graeber, Manuel: "Reanalysis of the first case of Alzheimer's Disease", *European Archives of Psychiatry and Clinical Neurosciences*(1999)249:Suppl. 3 III/10-III/13.

2　Alzheimer A: "Über eigenartige Krankheitsfälle des späteren".
　　Alters. Zbl Ges Neurol Psych 1911,4:356-385 (translated by Taggart Wilson 2014)

这是他当时的精神状况。3年后他去世，他的大脑被切成薄片，放在阿尔茨海默的显微镜下。阿尔茨海默以其一贯严谨的风格观察发现，虽然这片标本也有奥古斯特·D大脑里相同的那些数不清的斑块，但他没看到神经缠结。他预想的3种特征结构，在奥古斯特·D的大脑中如此明显，但没有一个在这个案例中有典型表现。是他看得不够仔细错过了它们？并不是——重复镜检也并没有找到神经缠结，尽管后来我们知道，那些在疾病早期就出现纤维状物质的大脑区域并没有被检查到。今天我们了解，阿尔茨海默症的病例确实有只有斑块而没有神经缠结的，但这只是少数，病人还经常同时患有其他神经退行性疾病。所以约翰·F的病例也相当引人入胜。

科学家对他的大脑组织也做过一些初步的基因测试，但没有得到什么有价值的结果。跟奥古斯特不一样的是，科学家没有对他的大脑做早老蛋白基因的检测。对这样的病例，遗传学采取了考古学的方法，把一部分文物留在地下，等着未来有了更好的知识和技术再发掘它们。未来的遗传学也许会以跟我们今天全然不同的眼光来看待约翰·F。

讽刺的是，奥古斯特·D作为阿尔茨海默症的经典病例，实际上患的并不是现在我们说的阿尔茨海默症的常见类型，而是更罕见的一种早发型。约翰·F的病例也不是之前想的那么简单。

更为讽刺的是，当年阿尔茨海默在图宾根的德国西南精神病学家大会上没能从90个听众里得到一个感兴趣的提问。那不过是当年稍纵即逝的一星烟尘，甚至在这种疾病以阿尔茨海默命名数十年后，它也并没有什么新的进展。

今天的我们实在难以想象，并不是很久以前，我们一连几个星期甚至几个月都不会听到"阿尔茨海默症"这个词。当然19世纪时还没有疾病叫这个名字。但那时有痴呆症吗？还是说，现在涌现的阿尔茨海默症和其他痴呆症是只属于我们这个时代的新问题？

第三章　阿尔茨海默症一直在我们身边吗？

　　尽管，如实记录下几个世纪以来人们对衰老的态度的大幅转变并不困难——有时候怪罪老人们自寻烦恼，有时候他们期待救赎，因为神总是近在咫尺——但是，要想弄清楚人们如何看待智力减退（也就是我们今天说的痴呆症状），则困难得多。在托马斯·科尔4幅油画《生命旅程》中的最后一幅里面，画面上是一个老年人，在船上坐着，身体挺直，一边祈祷一边跟随天使进入天堂。但他在想什么？他看起来似乎并不糊涂，但19世纪40年代科尔的那些观众们看到这位老人，会不会想知道他是否还头脑清醒？

　　这种疑惑有个绝好的理由：今天阿尔茨海默症差不多是种流行病。只在过去几十年里它就从默默无闻发展到了人尽皆知、病人众多。无论怎么施加压力，想要尽快解决目前阿尔茨海默症病人的治疗、护理和疗养院问题，在之后数十年，这些问题只会越变越严重。这种情况不得不让人疑惑，到底近年来发生了什么特别的事情，能够影响到疾病的本质，让它在现代的发病率如火箭攀升？还是其实它一直都在，跟目前的情况其实相差无几，之前不引人注目只是因为没有人活到那么高龄？显然，如果阿尔茨海默症在过去要比今天少得多，或者压根彻底不存在，那么我们就有理由怀疑，现在确实发生了什么改变，导致阿尔茨海默症快速蔓延开来。澄清这一点非常重要。因此我们需要态度谨慎地回顾。就算在比较近的19世纪，精神病学还是'荒蛮之境'，类似痴呆症和神经元的名词（这些我们大概都熟悉的词），或者斑块和神经纤维缠结（这些词更技术性，但也是阿尔茨海默的故事里非常重要的部分），这些词都还没有被确切定义——这还只是19世纪。回溯到更远的过去，事情将变得更模糊。[1]

举个例子：古代医学论著使用的语言，现在已经完全读不通。并不只是因为他们使用的医学词汇跟现在不一样，而是那时支撑医学的基本信念跟现在完全南辕北辙。希波克拉底用黑色胆汁、黄色胆汁、血液和黏液4种体液的平衡来解释分析疾病。这些体液的不平衡也会导致精神疾病。从这样的文献里寻找确定哪些可能是描述有关痴呆症的，可想而知有多困难。当然如果我们往新近一点的文献里找，相关的描述可能会看起来更熟悉些，但是仍然需要小心求证。

过去到底有多少痴呆症？首先，阿尔茨海默症作为诊断标签没什么帮助，正如我们在上一章说到的那样，直到20世纪早期，痴呆症才可以用它来诊断。但"痴呆"这个词显然要古老得多，也许可以一直追溯到18世纪左右或者更早。而且无论叫什么名字，像阿尔茨海默症这样有明显糟糕症状的疾病，在文献里有据可查的时间也远远早于这个词的起源。4 000年前的古埃及人就注意到记忆力丧失可能跟衰老相伴，但由于他们认为神智存在于人体中心，当时的观察对我们现在对痴呆症的了解也没什么帮助。

公元前500年，毕达哥拉斯（Pythagoras），（就是那个发现了直角三角形两条直角边长度的平方和等于斜边长的平方定律的人），也曾把人的一辈子分成若干阶段：7的倍数（他是个有数学头脑的人）。他还指出，最后在那个阶段——老年，将伴随着心灵的衰弱。在这点上，虽然他提出这个说法比其他人早了几个世纪，但他的观点跟之后的医学巨匠——希波克拉底和盖伦相比并无二致。他们都把痴呆症（或者随便他们怎么命名）归结于大脑病变，尽管他们也都没有否认这也可能由身体其他地方的病变引发——这个观点其实也还算合理。

总的来说，古代大部分学说都认为意识的衰退是衰老不可避免的伴随状态。[2]只有罗马的作家、演说家西塞罗（Cicero）与众不同，辩称以他自己为例，

1　Berrios, G. E. "Alzheimer's Disease:A Conceptual History" *International Journal of Geriatric Psychiatry* 5（1990）:355-365.
2　盖伦更极端地提出，痴呆和衰老本身都是病态。

人直到老年仍然可以保持意识清醒头脑灵活：

> "就我来说，我不仅了解当前一代，也了解他们的父辈、祖辈。我也并不畏惧乡野流传的迷信说，读墓碑会使我的记忆衰退。相反，看到坟墓，我能知道谁已经去世了。我得指出一个事实：从来没有听说过哪个老人忘记他藏钱的地方。他们记得所有他们关心的事情：什么时候交保释金，商业会谈，谁欠他们的钱，和他们自己欠的账。律师、主教、占卜师、哲学家们老了会怎样？他们能记得的东西太多了！老年人只要天天动脑，集中注意力，就能保持头脑一点不糊涂。"[1]

我们从这些说法中能得到什么结论呢？如果痴呆（或者叫智力减退，随便怎么叫它）是衰老过程中的正常现象，那么医学专家根本不会关注它。生活本来如此——如果没有什么重要的，它就不值得关心。既然不值得关心，也没有什么会被记录下来。所以其实缺乏痴呆的相关记载，对我们也没什么大不了的，起码没有一开始想得那么意义重大。那时候，生活的实际情况就是婴儿们6个月大就夭折，而老人们变得痴呆。

与此同时，2 000年前的文字记录有时会描述一些症状，看起来像我们今天说的痴呆症。因此我们至少能认为那时就存在非常类似阿尔茨海默症的疾病，尽管那时这种记录相当罕见。这让我觉得，也许对一种相对常见的疾病来说，有一段时期人们会把它视为平常，但现在已不可考。直到18世纪末，关注点才突然转到痴呆症上面。

两位活跃的法国医师为此奠定基石。第一位是拿破仑的医生，菲利普·皮内尔（Philippe Pinel）。他突破性地改革了当时俗话说的"疯癫"这种疾病的治疗方法。他非常不赞同当时的处理方法：所有人、精神病人、抑郁以及痴呆的病人都被统统不加区分地送到声名狼藉的巴黎比塞特尔收容所。他宣称，疯癫不

1　http://www.fordham. edu/halsall/ancient/cicero-oldage. asp On Old Age

是一种罪恶。他把病人从偏见里解放出来，并且致力于建立一种全新的人性化疗法。同时他也打开一扇门，让精确而科学地诊断精神疾病成为可能。那些患有痴呆症的病人第一次不会跟其他人混为一谈，没有他的努力，我们就不可能真正搞清楚痴呆症的发病率。

这两个人中的另一个是皮内尔的学生，让·艾迪安·多米尼克·埃斯基罗尔（Jean Etienne Dominique Esquirol）。经过那么多个世纪，他的临床治疗成就没有流传下来多少，但是他优雅的文笔细节却让人难忘。如果有任何人质疑他是否曾治疗过患有痴呆(可能是阿尔茨海默症)的病患，那他们真该读一读像这样的描述：

"许多表现出痴呆症状的病人都伴有记忆力丧失，他们甚至想不起来一些跟自身密切相关的事情。尤其在回想最近发生的事情上，他们的转变简直判若两人。他们能记住的还是过去的人和事，却忘记一分钟之前看了什么、听了什么、说了什么、做了什么。他们缺乏的正是对这些事情的记忆，或者不如说，其实记忆并没有因为他们感知能力的退化而背弃他们。他们感知到的世界转瞬即逝，充斥着不合理的东西，这只是因为他们无法正常把之前和之后的事情联系起来。"[1]

埃斯基罗尔用的还是过去的思路，从他觉得对可能导致痴呆的理由（月经不调、痔疮手术、政治变动）便可以看出来。但这无关紧要。尽管他不是第一个使用"痴呆症"这个词的人（法语里早就有人开始用démence这个词，但是所指的是几种不同种类的病，可能发生在任何年龄，有些能治，有些治不了），但他是头一个用现代的观点来解释不同的原因怎么引发不同的痴呆症，并且把痴呆症和其他精神疾病区分开来。他的标准实在简洁清晰，被后人频繁引用：

---

1 Esquirol, Jean Etienne Dominique:*Mental maladies;A treatise on Insanity* Lee and Blanchard Philadelphia 1845 (Idiocy): 446-496 p. 447.

"对患有痴呆症的病人来说意味着他被剥夺了那些他之前喜欢的事情；他过去富有，现在变得贫穷。而相反，智能低下者一直处在困苦之中。"[1]

他没有只停留在描述症状上，也添加了关于死后大脑解剖的发现。埃斯基罗尔是头一个开创性地把疾病症状和大脑器质性病变联系在一起的科学家。最后还是他自己的文字最让人印象深刻：

"其他人仍然日复一日年复一年地坐在同一个地方，挺直身体躺在床上，或者手脚垂到地面。而这个病人只是一直不停地写作，他写的内容互不相关，也不连贯。只是一个词接着一个词，隐约跟他曾经的习惯和情感有关。我们有时候能从这些断续、含糊的语句中辨认出他们写的是什么，他们反复重复的一个词或者一个短语，这就是他们的记忆……一个病人好像孩子牙牙学语，大声不断重复着同一个词。另一个喃喃自语，声调含糊，听不清楚在说什么；他想要说点什么，但起了话头却说不完整一个句子。"[2]

埃斯基罗尔和皮内尔改变了局势。痴呆症借此赢得了医学界新的兴趣，但感兴趣的人总是少数，大部分人还是坚持认为，痴呆症是伴随衰老出现的不可避免的情况：

"在老年的第二阶段，也就是我们说的，从81岁开始，人类死亡的帷幕就拉上了。经过漫长的生存，（当时）只有极少数幸运的人才能活到这个岁数。整个系统回归到一无所知的第一阶段——婴儿期。"[3]

需要再次强调的是，如果我们想要了解阿尔茨海默症在20世纪之前有多普遍，我们需要仔细鉴别我们读到的资料，而且要小心我们解读它们的方式。埃

1　出处同上，418 页。

2　Esquirol, Jean Etienne Dominique:*Mental maladies;A treatise on Insanity* Lee and Blanchard Philadelphia 1845 (Idiocy)：446-496 p. 418.

3　Jameson, Thomas:*Essays on the Changes of the Human Body at its Different Ages*:Longman Hurst Rees Orme and Brown London 1811：pp 138-139.

斯基罗尔的文字非常清晰地证明了痴呆症在当时已经出现，但有多少呢？这个问题的复杂之处在于过去的诊断都是基于病人的临床症状，而对症状的理解则是基于当时对疾病的了解之上的。所以，如果老年病人的抑郁症表现得跟痴呆有些相似之处，那么它也会被冠以"痴呆症"的诊断。

另一个绝佳的例子是梅毒的诊断。梅毒在首次感染后的15~20年内蔓延至大脑，引起额叶和颞叶的组织萎缩，从而导致一种"类痴呆症状"，也叫"一般性麻痹""局部麻痹伴随精神症状"，或者"麻痹性痴呆"。它最开始大量出现于拿破仑战争时期，据推测，其是19—20世纪早期至少一半所谓疯癫症状和大部分痴呆症的主因。但是直到1874年，梅毒性精神病才跟其他痴呆症区分开来。

但跟其他的痴呆不同，梅毒引起的痴呆症有方可治。1927年的诺贝尔医学奖，首次也是唯一一次，把奖项授予了一位精神病学家——朱利叶斯·瓦格纳·冯·尧雷格（Julius Wagner von Jauregg），表彰他在根治晚期梅毒并发症方面做出的贡献。因为他之前观察到发热可以影响甚至完全消除精神症状，所以1917年，他为一位37岁的病人接种了来自患疟疾士兵的血液。这些血液进入人体后，里面的疟原虫开始增殖，并引起周期性的发热。经过6次高烧，病人的梅毒性精神病症状完全消失，并最终可以痊愈出院。疟疾引发的高热杀死了他体内的梅毒细菌。冯·尧雷格在之后一年里报道了9个这样的病例，9个病人重回健康。如果不加治疗，他们肯定都将会死于梅毒性痴呆。9年后，他获得了诺贝尔奖。

冯·尧雷格的故事之所以重要，是因为它向我们展示了某些精神疾病是可以被治愈的可能性。另外，有些人认为，因为梅毒性精神病多跟脑血管损伤有关，而且经过抗生素治疗，在梅毒已经得到控制的情况下，痴呆症状仍然徘徊不去。这种现象让人们相信是"动脉血管硬化"导致了痴呆——尽管这种观点现在已经过时。

因此这是个复杂的问题。考虑到可能许多阿尔茨海默症的病例并没有留下任何记录，甚至根本没有被发现，不确定性就进一步增加。还有一种可能是，那时候根本没有那么多人活到这种老年性疾病能表现出症状的年龄。

美国1800年（这里只算欧洲移民）的总人口是500万多一点——比今天全美国阿尔茨海默症的病患数量还少。我没法找到统计数据，确定当时超过65岁的人数是多少。但100年前，当美国人口达到7 600万时，65岁以上的约占4%。考虑到21世纪以来医疗领域的进步，我们可以有理由认为，1800年时年龄达到65岁或以上的人口还不足4%。如果我们假设这个比例为3%，那么1800年符合标准的人数只有15万。如果当年阿尔茨海默症的发病率跟现在一样，在65岁以上的人群里大约占10%，那么患病的总人数大约是1.5万。

与此同时，皮内尔和埃斯基罗尔也是刚刚开始试图将（各种类型的）痴呆症引入视野。不难想象为什么当时的美国医学专家们对这种只有1.5万患者的老年性疾病没有什么记录。

到了1900年，同样由于预期寿命大大提高，按我们今天10%的发病率来算，患有痴呆症的人数就高达30万。（这个数字可能偏高，但是偏差不大：我看过另一份独立评估的数据给出的人数是16万~26万，让人惊讶的是1900年时患梅毒性精神病的人数比阿尔茨海默症的病例还要多。）[1]但就算如此，如果主流观点仍是记忆力减退和糊涂都只是衰老的正常表现，那么就算患者众多，也不会引起什么兴趣。

一眼看去，最让人惊讶的是整个20世纪医学界对阿尔茨海默症的漠视，尽管那时阿尔茨海默早已公布了他的重要发现，而在美国，表现出痴呆症状的人数也增长到了数以百万计。从1910—1930年，在美国最主要的两大神经病学期刊：《神经病学》和《神经病学年鉴》里，仅有14篇有关阿尔茨海默症的学术文章。

是什么导致了这种冷遇？如果我们回头去看，当时患痴呆症的病人人数肯定在以一个持续稳定的速度增长。与此同时还有我们尚不清楚，到底阿尔茨海默描述的病例能不能推广到更普遍的人群里。他的第一个标志性的病例，是一个首诊时相对年轻的51岁病人，表现出的却是在年龄更大的人群中观察到的典

---

1 Katzman, R. and Bick, K. : *Alzheimer Disease, The Changing View* Academic Press San Diego 2 000 page

型症状。许多年后，人们也一直在试图区分老年痴呆症和阿尔茨海默症。阿尔茨海默开始假设这种痴呆症起病于40~50岁之间，而所谓"老年痴呆症"则是另一种疾病，其患者年龄还得再往后推几十年。病人年龄在65岁以下，死因是痴呆症的才有必要做尸检；"老年痴呆症"的患者则没有什么医学研究价值。[1]

对痴呆症的态度——至少在老年人里——也仍然是衰老过程中的正常事件。无法避免，也不值得大惊小怪。当时对这种疾病还有许多其他有说服力的解释，这些解释让研究者从显微镜旁退开一步，去关注病人本身，而不只是他的大脑。

当时许多精神病学家都不接受阿尔茨海默的说法，认为痴呆是一种大脑疾病，其特征性标志是阿尔茨海默在显微镜下看到的那些斑块和神经纤维缠结，它们或者围绕在脑细胞周围，或者就在细胞里面。尸检结果的不一致也在一定程度上支持他们的观点：有时候在一个痴呆病人的大脑中根本看不到任何上面所说的异常，有时候，一个完全意识清楚的人，死后的尸检却能看到大脑中布满斑块和缠结。这种缺乏一对一确定的关系让人忍不住去寻找其他的可能原因。其中最广受支持的是"精神动力理论"，它认为，痴呆症绝大部分由社会因素引起，比如许多60岁以上的人经历的社会隔离。一位非常著名的精神动力学家，大卫·罗斯希尔德(David Rothschild)，曾在一篇学术文章的摘要里写道：

"本文报道了24例老年性精神病的病理学研究结果……对可能改变正常衰老过程，导致老年性精神病的生理学因素的探索被证明一无所获。组织学改变和智力受损程度之间缺乏相关性。另外，值得注意的是，在智力未受损的正常老年人大脑内也发现了相同程度的改变。这些不一致性取决于各人对大脑受损的补偿能力。为此我们提出这样的观点，老年性精神病起病的决定因素是这种补偿能力而非病理性改变……我们也倾向于认为，能力不足以处理个人问题可

---

1 Lage, J.. M. M.: "100 Years of Alzheimer's disease(1906-2006). Journal of Alzheimer's Disease 9 (2006)：15-26 pp. 20

能会是一个重要因素……"[1]

尽管各种名词术语让这段话有点拗口，但罗斯希尔德想要表达的意思却非常清晰。社会因素，而非生物因素才是导致痴呆症的原因。还有人把这种观点更往前推一步，认为强制退休、家庭关系疏远、缺乏社交就会造成大脑损伤，这就像一个逐渐退步的螺旋，最后引向痴呆症的深渊：

"孤独，缺乏责任感，和感觉不被需要都会增加生命受到限制的感觉，会继续引起血流受限……临床经验表明，心理和社会因素跟老年期的细胞死亡相关……"[2]

这种把社会因素推上最重要地位的观点并不只流行于精神病学界。波士顿的一位医学博士大卫·斯通赛弗（David Stonecypher）给《纽约时报》写了一篇名为《老年并不一定会衰老》的文章，在这篇文章里他认为痴呆并不是"大脑的器质性老化"导致的，而是源于"衰老伴随的过度恐惧与沮丧"。这篇文章的大部分都在详细描述退休、失去经济上的安全感和丧偶是怎么引发痴呆症状的。[3]

这些观点倒是也没有错得离谱——诚然，今天我们逐渐明白，社会生活确实能够影响患上阿尔茨海默症的风险。但这些观点阻碍了医学研究的进步，也让大众形成了一个错误观点：阿尔茨海默症不同于老年痴呆症，它以大脑病变为特征，跟老年痴呆并不相关。

即使是那些寻求大脑器质性病变与痴呆症状之间的关系的研究者，也将阿尔茨海默的工作束之高阁数十年。这些研究者大部分都认为，阿尔茨海默症，或者更广泛点，所有痴呆症，都是由大脑动脉失去弹性，或者叫作"动脉粥样硬化""血管僵硬"引起的。在阿尔茨海默之前，也有人认为所有老年痴呆的病因都是由大脑动脉硬化，他们并没有因为阿尔茨海默和之后的病例证实了病变

1　Rothschild, D. and Trainor, M. A. : *Pathologic changes in senile psychoses and their Psychobiologic Significance.* American Journal of Psychiatry（1937）93:757-788.

2　Wilson, David C. :*The Pathology of Senility.* American Journal of Psychiatry（1955）111:902-906.

3　Stonecypher, David:*Old Age need Not be Old.* New York Times Magazine August 18, 1957 27ff.

　　　　　　　　　　　　记忆的终点：关于阿尔茨海默症的自然史

大脑中存在斑块和神经纤维缠结而改变看法。尽管有可靠证据表明，痴呆病患并非总是伴有大脑供血不足表现。奇怪的是，对这种观点，早在1910年就有人表达过强烈异议，但痴呆是由供血不足引起的观点一直被医学界和公众普遍接受。威廉·奥斯勒爵士所著《医学理论实践》发表于1892年，被公认为第一本全科医学教科书。在这本书里，阿尔茨海默症一直被放在《老年动脉粥样硬化》这一章里，直到1947年才加以订正。

事实上，就在关于动脉硬化的观点还风行一时的时候，另一种类似的观点在20世纪40年代一炮而红。提出这一观点的是美国医师沃尔特·阿尔瓦雷茨（Walter Alvarez），美国最好的内科专家之一，他也热衷于通过写作给大众普及医学知识。艰深的医学知识总能被阿尔瓦雷茨写的简单易懂，有时让他的同事们也忍不住惶恐（他的编辑们时不时就得在他的文章里插入一点专业词汇，大概是因为文章写的太易读了）。1946年他在《老年病学》第一卷上发表了一篇文章，里面说大脑里有种小到几乎探测不到的结块会影响血液流动，是许多痴呆症的发病原因。他把这种现象叫作"大脑碎片状损伤"，因为进程缓慢，所以很少被注意到。不同于奥斯勒的著作，他并没有接受脑动脉硬化性痴呆症的观点，而是认为，这种碎片状损伤是当时还没有被发现的一种现象，在他看来却可能相当普遍。痴呆的可能原因并不是硬化的动脉血管，而是大脑多年累积的很多微小中风。

阿尔瓦雷茨并不是不知道阿尔茨海默症：他在这篇文章里称，通过大脑尸检，应该能够发现这些微小却致命的凝血块，以及它周围环绕着死亡的脑组织。这跟阿尔茨海默发现的神经缠结和斑块一样，都是能够区分这种疾病的特征性标志。但阿尔瓦雷茨肯定地说，他认为这些小凝血块非常重要。对于今天的标准学术杂志来说，刊登一篇几乎是大白话写成，但绝对引人入胜的文章是极其少见的：

"我记得一位体面的老医生有一天带他的老邻居朋友来拜访我，……那是一位冷漠世故的55岁男人。我瞟了一眼候诊室的长椅，认出他是一家酒店的所有人，还自己做酒店经理。但显然现在我面前的这个人根本连一个小客栈也照顾不过来，凭直觉我马上判断，他的大脑一定出了什么问题。"[1]

这篇文章居然超过14 500个字！显然他写得够好，才能让人一直读完全篇。一些研究阿尔茨海默症的专家说，这篇文章影响了人们对痴呆症的看法，持续长达40年（也有的说30年）。尽管有诸多反证，但医生和公众还是被他说服，相信这些小血凝块——微小中风——才是痴呆症的原因。

直到20世纪六七十年代，蓬勃发展的痴呆症研究才终于把研究重点落在阿尔茨海默症上。之前人们认为，血凝块和动脉硬化在阿尔茨海默症的发病过程中起了主要作用，20世纪60年代末的一项研究结果极大挑战了这个观点。接连3篇大脑尸检的研究从根本上确定了动脉粥样硬化只是痴呆症所有病因中的一小部分，而阿尔茨海默症的标志性改变——斑块和神经纤维缠结，可以解释大约70%的痴呆症病例。当然血液循环对此亦有影响，但是相比之下这根本不算什么问题。不管研究者怎么收集比较数据，它们都证明，大部分的痴呆病例，无论在什么年纪发病，实际上都是阿尔茨海默在数十年前描述过的那种疾病。

最终，像科学研究领域里常常发生的那样，一篇文章、一篇措辞激烈的声明扭转了局面。就在阿尔瓦雷茨的文章数十年来一直支持血凝块论一样，罗伯特·卡茨曼（Robert Katzman）在1976年4月刊的《神经科学纪要（Archives of Neurology）》上发表了一篇编者论，澄清了阿尔茨海默症和老年痴呆症都是同一种疾病，如果算在一起，它就在美国最常见的死亡原因里排名第四或者第五位，尽管当时它并没有被美国人口调查列入263种已知的死亡原因内。

卡茨曼没有夸大其词：阿尔茨海默发现的细胞损伤确实被证实跟病情的严重程度相关；除了病人的发病年龄不同，其余没有什么标准能区分阿尔茨海默症和老年痴呆症。卡茨曼之后又宣布了让人震惊的数据：美国当时的阿尔茨海

---

[1] Alvarez, Walter:*Cerebral Arteriosclerosis with small, commonly unrecognized Apoplexies.* Geriatrics（1946）1:189-216.

默症患者大概在88万~120万[1]。

他的编者论极大影响了医学界对阿尔茨海默症的看法，但几乎同时发生的两件公众事件更是催化人们对阿尔茨海默症产生了全新认识。第一件事是丽塔·海华斯（Rita Hayworth）的演艺事业以悲剧收场，海华斯是20世纪四五十年代的大明星，她貌美如花——她的招贴海报在第二次世界大战军营里的流行程度仅次于蓓蒂·葛莱宝(Betty Grable)。她在银幕上的舞伴包括弗雷德·阿斯泰尔(Fred Astaire)和金·凯利(Jim Carrey)，还与当时最著名的演员合作出演了电影。在她的五次婚姻中，有一次她嫁给了奥森·威尔斯（Orson Welles），但最出名的一次还是跟阿里·汗（Aly Khan）王子的联姻。海华斯是首位已知患阿尔茨海默症的名人。有一次她收到警告，要她从所住纽约城的联合公寓搬出来，因为邻居以为她一直酗酒。《纽约每日新闻》的一位作者联系到阿尔茨海默症研究员卡特琳·毕克，因为他听说，海华斯并非酗酒，而是得了阿尔茨海默症。毕克告诉他："我对海华斯的情况并不知情，但我能给你讲解阿尔茨海默症。"[2]最终成文的报道谴责联合公寓管理层根本不了解这种疾病。这显然不全是他们的失误；海华斯的家人朋友表现得好像一切正常，继续鼓励她接下电影角色（就算她完全没法记住台词），带她去各种聚会。1979年，她最终被诊断为阿尔茨海默症。

第二件挑起公众对阿尔茨海默症兴趣的事件是1980年一封寄给报业联合专栏《亲爱的艾比》的信。[3]这封信来自署名"纽约绝望者"的人，他问道："你们听说过阿尔茨海默症吗？我觉得好无助。其他人怎么应对这种疾病呢？"专栏作者保利娜·菲利普斯(她写专栏用的笔名叫亚比该·范·布伦)，建议有相同问题的读者把信转给新成立的阿尔茨海默症学会。她和学会的负责人都惊呆了，他们收到了超过两万封读者来信。(我还读到有人争论事情真伪，认为实际上这个叫"纽约绝望者"的人就是学会的工作人员，他们写这封信是为了博取

---

1   Katzman, Robert:*The Prevalence and Malignancy of Alzheimer Disease.* Archives of Neurology 33April 1976, 217-218.

2   Katzman, R. and Bick, K. *Alzheimer Disease–The Changing View.* Academic Press San Diego 2000: p. 266.

3   http://blog. alz. org/dear-abby-voice-for-alzheimers/.

眼球。)

　　一个是纽约报纸的新闻故事,描写受欢迎的女演员如何承受病痛折磨;一个是生活资讯专栏,把阿尔茨海默症推向公众视野,从此再也没有离开。之后的故事是:海华斯在1987年她68岁时死于疾病引起的并发症。海华斯跟阿里·汗王子所生的女儿,雅思敏·阿伽·汗(Yasmin Aga Khan)公主,成为阿尔茨海默症研究的重要筹款人之一。保利娜·菲利普斯在多年之后自己也患上阿尔茨海默症,于2013年逝世,时年94岁。但她的影响仍然继续着。为了纪念那一次她为阿尔茨海默症的普及做出的贡献,梅奥诊所用亚比该·范·布伦为它的阿尔茨海默症研究中心命名。从医学角度,罗伯特·卡茨曼的编者论把阿尔茨海默症研究推向了正轨,至今所有的研究工作还在朝着这个方向进行。已经一个多世纪过去了,今天的科学家们仍然受益于爱罗斯·阿尔茨海默的研究成果。

第四章　乔纳森·斯威夫特的病例

丽塔·海华斯对美国民众对于阿尔茨海默症的态度有至关重要的影响。她使这种疾病在公众心里有了具体形象——一张名流的面孔。之前它不过是一种疾病，人们对于患这种疾病的人没什么感触，而在最后一章，从医生对病人的记录里我们会看到，自那时起，那些身处其中，正在与疾病共同生活的人开始真正影响人们的看法。海华斯和后来的罗纳德·里根（Ronald Reagan）都做到了这点。但再往前两个世纪，还有一个更有趣的病例，乔纳森·斯威夫特（Jonathan Swift）是《格列佛游记》一书的作者。他曾经写过类似阿尔茨海默症的症状，他自己甚至也可能患有阿尔茨海默症（虽然对这两者都有争议）。要知道那是18世纪早期，在写作中涉及这样的题材让他的小说变得与众不同。

《格列佛游记》曾是畅销书，但斯威夫特看到首版新书时异常愤怒。他的出版商做了几处修改——然而在斯威夫特看来，这些修改毁了整本小说。他本不应该奇怪文章会被修改——这部讽刺小说影射了太多重要人物，从政府官员到教会到皇室成员。这是为什么他身为作者却坚持要求匿名（虽然当时作者是斯威夫特已经差不多是公开的秘密，但这本书必须是格列佛写的"格列佛游记"）；也是斯威夫特深更半夜悄悄乘马车把手稿送给出版商本杰明·莫特的原因所在。

但当斯威夫特看到他精心构思的讽刺桥段被改得柔和了之后，他还是被激怒了。[1]

格列佛在他的旅程里遇到的很多角色，像是厘厘普人（小人国居民）和布罗丁那格人（大人国居民），就算不是家喻户晓，也都是人们再熟悉不过的。但还有一群不太为人所知的小角色，他们给我们提供了了解斯威夫特和老年痴呆症的线索。

在书的结尾部分，格列佛旅行到了拉格那格，在那他遇到了斯特鲁布格鲁人。这些人不同寻常，虽然只占拉格那格岛的总人口的一小部分，但是他们永远不会死。而当格列佛头一次听说这些人，他激动地写了好几页成为一个斯特鲁布格鲁人将会是件多么美妙的事情：

"首先我会用尽各种办法，让自己变得富有……我将用从小钻研艺术和科学……这样我就会成为一座鲜活的知识宝藏，成为这个王国的先知。"[2]

格列佛的天真美梦很快就被其他拉格那格人打击得粉碎，他们告诉他，斯特鲁布格鲁人的长生不死是件悲惨的事。他们不光得忍受衰老带来的各种疾病，也诅咒自己无法死去的命运。拉格那格的国王甚至希望他可以带几个斯特鲁布鲁格人回英国，这样格列佛就可以向他的同胞们证明，他们低三下四害怕死亡的想法其实根本是误会。只可惜该国法律不允许他这么做罢了。

但这些长生不死的人不光是苦恼自己无法死去，他们也"固执、暴躁、贪婪、乖僻、虚荣又多嘴"，[3]最后，"他们只记得自己在青壮年时期学到的知识和经历的事情，其他什么也不记得了。而即使这些记忆也不够准确……他们当中最快活的还是那些完全丧失记忆力（理解能力）的老糊涂。"[4]

在前面这句话里，到底是记忆力还是理解能力才是准确说法？在第一版出版的《格列佛游记》里用的词是记忆力，但是在斯威夫特自己的初版手稿里，他划掉了记忆力这个词，用铅笔在右手边写了理解力这个词。这份手稿现在收藏

---

1 读者们可以设想一下，他会对2010年电影版《格列佛游记》让由杰克·布莱克来扮演格列佛是什么反应！甚至在致谢里也没提斯威夫特的名字（他一直到最后还是匿名！）。

2 Colin McKelvie ed. *Gullivers Travels* 976 Appletree Press Ltd. (St. martin's Press NY) pages 182-183.

3 出处同上，185页。

4 出处同上，185页。

在北爱尔兰阿马郡的图书馆里。后来1735年版的《格列佛游记》修改了许多地方，大部分是为了调整斯威夫特在本章开头写的那些抱怨，但这处修改并不是因为审查的原因。

无论如何，这些描述已经足够。斯威夫特描写的似乎就是记忆力丧失，尤其是近期记忆丧失。这种丧失随着衰老逐渐加重，最终发展成痴呆。他们不光是不能集中注意力，而是记忆力严重丧失。就像格列佛说的那样，他们"什么也不记得了"。

然而，也有可能斯威夫特想写的是那些年老的斯特鲁布鲁格人丧失了理解能力，这是更严重的一种思考能力的病态，是诊断痴呆症的重要指征。当然，他描写的是斯特鲁布鲁格人，而不是他的英国同胞们，但这些文字却让人身临其境。

之后还有：

"他们跟别人说话时，连常见事物的名称都忘掉了，也想不起来人的名字，哪怕这些人是他们最亲近的亲戚朋友。出于同样原因，他们也无法再享受读书的乐趣，他们的记忆力实在太差，以至于他们还没读完整个句子就忘记了前面说的是什么……"[1]

斯威夫特之所以对这些事情有独特的洞察力，最可能的原因是他自己就患有痴呆症；他的确曾经遭受过某些症状的折磨，但问题是，这些证据够不够确诊他的病症。

"我完全丧失了记忆力。"1738年，时年71岁的斯威夫特写道。他的朋友们早几年就已经发现了他的异常，现在才被他承认。1740年他再次写道："我已经完全读不懂我写的东西了。"[2]

终于，1742年，他的病情由 J·T.班克斯医生确诊：

"他在过去的九个月里，记忆力和理解能力都持续衰退，而由于思维能力

1　Colin McKelvie ed. *Gullivers Travels* 976 Appletree Press Ltd. (St. martin's Press NY) pages 182-183.

2　Harris, James C. Gulliver's Travels: The Struldbruggs. Archives of General Psychiatry vol. 62, March 2005: pages 243-244.

和记忆力的问题，他没有能力去处理任何事，诸如商业交易、管理经营或者打理他的产业、照顾自己……理解能力的丧失和记忆力的衰退让他几乎没法跟人交谈。他不让陌生人靠近他，他的朋友们觉得有必要找个监护人，帮他打理产业的同时照顾他的生活。"[1]

斯威夫特死于两年后。

回顾性地诊断斯威夫特的病症，人们有非常多的猜测——他到底是抑郁，某种脑部感染，还是痴呆症？如果是痴呆症的话，那么是不是阿尔茨海默症？除了斯威夫特后期的作品，和一些同时期作者的评论文章，我们没有什么其他线索。但尽管如此，专家们也还没有轻易放弃。尤其是保罗·克莱顿（Paul Crichton），他在1993年发表在《柳叶刀》上的文章里提出，斯威夫特患有的可能是另一种不太常见的痴呆症——皮克病。诚然，斯威夫特的记忆力变差，跟他交流有困难，但这些也是皮克病的症状。克莱顿又补充说，早期的情绪变化，比如抑郁心境和"情感钝化"，以及缺乏阿尔茨海默症的一些常见症状：运动功能和空间感知能力的失控，这两方面的证据都支持皮克病的诊断。[2]

斯威夫特长达数年进展缓慢的能力丧失症状也符合皮克病的表现，但所有这些症状的长期持续性却更像是阿尔茨海默症。

遗憾的是，不像奥古斯特·D的病例那般有迹可循，斯威夫特没有留下任何身体组织可以帮助我们诊断痴呆症。只有斯威夫特死后制作的一张"死亡面具"，[3]即他的面孔的塑形，留给后人以供评论（因为诊断互相不一致，所以肯定有大部分是错的）。有人看到斯威夫特因为右侧面部肌肉瘫痪导致左侧嘴角下垂，加上左眼的异常外观，据此判断可能有感染曾经侵袭过他这一侧大脑半

1　Banks J. The writ "de Lunatico Inquirendo" (Swift) Dublin Q J Med Sci. 1861;31: 83-90. , in Harris, James C. Gulliver's Travels:The Struldbruggs". Archives of General Psychiatry vol. 62, March 2005 pages 243-244.

2　Crichton, P. :Jonathan Swift and Alzheimer's Disease;*The Lancet* 342, 1993: p. 874.

3　死亡面具（Death Mask）是以石膏或蜡将死者的容貌保存下来的塑像。17世纪的个人雕像有一部分就是直接使用死亡面具，并装饰在告别式的礼堂中，这种风潮广及一般普罗大众。18世纪至19世纪时则用作确认遗体身份，直到后来以摄影等方式取代——译者注。资料来源：https://zh. wikipedia. org/wiki/死亡面具

球。但后来的研究工作认为所有此前的研究都被其误导了。

1952年神经科学家沃特·罗素·布雷恩（Walter Russell Brain，他的姓恰好是Brain，大脑！）深入分析了这个死亡面具，从浅层的面部表情发现了一些非常重要的症状特征。他的病情开始于左侧大脑半球的损伤，这一损伤不仅导致了面部的扭曲外观（之前的作者都忽略了这一点），也是斯威夫特后发性语言障碍的原因。他最后总结说，斯威夫特"有强迫性人格特质，情感功能的发育还滞留在不成熟的阶段。"[1]

但布雷恩的冒险一击很快就被一位幸运的颅相学家盖过风头，1835年斯威夫特的遗体被重新挖掘出来，在圣帕特里克大教堂修复时，他借此机会拿到了斯威夫特的颅骨。由于某些原因，斯威夫特的遗骨在重新下葬前，有长达10天的时间被反复研究：也许这位颅相学家的结论最有价值（也是够奇怪的），他注意到了斯威夫特头颅左侧的一个凹陷，声称："在他生命的最后10~12年间，由于精神错乱，他的头骨结构发生了明显改变"。[2]这是个有趣的观点，精神错乱也可以改变头骨的结构！

斯威夫特的病例向我们展示了诊断的困难之处。回顾式的诊断，就算是对于像他这样广受关注的人，也会受限于各种因素：生物学证据的缺乏，以及现如今我们对几个世纪之前的论断，无法避免会产生的误解。但至少在这个病例里，我们有足够的细节去猜测、争论和推理。不但客观上有他的朋友们的近距离观察，更重要的是我们掌握了他本人对于自己病情的看法和感受。

但不论这些描述多么生动传神，他们也不可能确凿地证明斯威夫特所患有的精神疾病到底是什么。而且，就算通过他们能够确诊，这也只是几个世纪所有没有留下名字的患者之中一个私人个例。我们现在无从得知到底他的病例在当时算不算特殊，但他对斯特鲁布鲁格人的描写至少让我们能够知晓，我们今天所有从属于阿尔茨海默症的症状对于斯威夫特当时来说已经很熟悉了。

1　Brain WR. The illness of Dean Swift. Irish Med J 1952:p. 320–321;337–346.

2　Houston J. Phrenological report on Jonathan Swift's skull. Phrenol J 1834/6.

第五章　衰老生物学

　　两三个世纪之前，你可以在家做科学研究……当然不是所有人，但自然界的秘密大门向所有有好奇心、创造力和想象力的业余爱好者敞开着。对他们来说最大的优势是没有现成的规则告诉他们必须要知道什么，相信什么。戴假发的安东尼·范·列文虎克（Anton van Leeuwenhoek）就是一个例子，他自己制作了显微镜，用文字和图绘解释了许多前所未见的自然奇观：单细胞动物，精子，血液在毛细血管里流动的样子，以及最让他出名的细菌。他因此是"微生物学之父"。范·列文虎克可能并非家喻户晓的名人，但要是科学界也有一条类似好莱坞的星光大道，那他一定会占有其中一颗星星。

　　相比之下，阿布拉汉姆·特伦布雷（Abraham Trembley）可能不那么功勋卓著，但他也值得提名。跟列文虎克一样，他也在皇室成员面前报告过他的实验，但更重要的是，他才是发育生物学和实验生物学的奠基人。这两者之中任何一个都值得写进墓志铭。他也因为他在1744年出版的著作《一种有角型触手淡水水生物的自然史记录》声名远扬。[1]

　　题目中的淡水水生物是水螅，它生长在池塘里，大概10毫米长，身体呈一个小管状，管子一头吸附在植物上（或者被捉住时，就吸在玻璃上），另一端有许多自由摆动的触手，看起来就像尾部贴在某种表面上的乌贼。它们是所有

1　Lenhoff, S. G. and H. M. :*Hydra and the birth of experimental biology – 1744*. Boxwood Press, Pacific Grove CA 1986.

靠伏击捕猎的动物中捕猎效率最高的一种，当水蚤或者其他小生物们经过它身边，它就会伸出触手抓住它们，然后卷曲触手把它们勒死。这种方式相当成功——所以无论在哪儿，它们都是所有淡水池塘里最常见的种群。

或者也许是因为它们从来不会死。

是的——它们永远不会死，如果不是阿布拉汉姆·特伦布雷，可能我们也不会发现这点，尽管并不是他发现了水螅（是谁呢？列文虎克在这之前数年就发现了水螅），但他一脚踢开了用水螅研究的大门，他仅用一把剪刀和非凡的细致手艺，对水螅进行了长达数年的仔细研究。[1]他偶然在一条小水沟里发现这些水螅，最初他还以为它们是某种植物。他收集到的这个品种是绿色的，一眼看过去，会觉得它们压根不会动。当然它们有附着的基底，但随着持续性的观察，特伦布雷发现这种生物的线状游离端是以某种刻意的方式摆动的，并不只是随着水流荡悠。然后他还观察到，把一个装有这些小生物的果酱瓶放在窗台上，这些水螅就都附着到瓶子向阳的那一面去了。特伦布雷把瓶子转过来，让这些小生物重新冲着阴影，随后几天这些小家伙们又都回到了向阳面。

就在那时，他开始怀疑它们到底是不是植物，因此开始最初的探索，这也是他之后一系列重要实验的开端。依据如果一种动物被切成两半会死，但植物就不会的想法，他把一些水螅切成了两半，但却惊讶地发现，过了几天之后头部的一半自己慢慢变回了一株完整的生物体，而尾部的一段长出了新的头，成了另一株独立的生物体。"谁能想象它会新长出一个头来？"他疑惑着。[2]特伦布雷放弃了他"如果被切成两半还能存活，这些水螅就是一种植物"的假设，认为这些水螅非常可能是一种不寻常的动物，并完成了一组值得记入史册的实验。他把它们有的拦腰斩断，有的沿着身体纵向切开；把它们切成50小块；把它们内部翻到外面来，用尽各种手段证明了这些动物（实际上水螅确实是动物）

1　请注意，他当时从事研究工作的时候，也是斯威夫特的《格列佛游记》首版出版的时候。

2　Lenhoff, S. G. and H. M. :*Hydra and the birth of experimental biology–1744.* Boxwood Press, Pacific Grove CA 1986 page 8 of First memoir.

可以从少数几个细胞就长成完整的生物。[1]

特伦布雷的工作为之后的组织再生研究领域奠定了基础，自他之后，水螅成为了研究组织再生的理想实验动物。更近期些（那也是大约100年前），研究水螅的科学家们发现，它们可以在水族箱里生活好多年也根本看不到任何衰老的征兆。

它们做了什么我们做不到的事情？它们一直在更新各种组织，比如内部和外部的角质，身上各种钩刺，用来刺进猎物多汁的身体，还有它们的肌肉，可以拉伸体内空间，令它们能够吞下猎物，或者让它们能用翻跟斗的方式行动。水螅们能熟练地长出或者修复自体组织，它们也能像树木一样长出新的"树枝"，枝条脱离开主体，就是一条新的水螅。它们一直不停地在制造所有类型的新细胞，然后用它们组成各种各样的组织，这个过程循环往复，从不停歇。

我们的细胞却做不到这样。或者说，我们身体里能有这种功能的只有干细胞，这些细胞拒绝成熟，一直停留在类似胚胎的阶段，它们确实能分化出各种特殊类型的细胞，大概200个，正是这些分化了的细胞组成了我们的组织器官。早先，当我们还是胚胎的时候，我们差不多就是纯由干细胞组成的小球——它们承担着造出一个完整的人的任务——但出生之后干细胞就渐渐变得稀少，只有组织需要修复的时候才会派上用场，而且随着时间过去，它们也越来越不活跃。

但另一方面，水螅的干细胞就能一直保持活跃，直到永远的样子。这也是为什么科学家们对它们那么感兴趣的原因：就算它们不能为人类的长生不死铺平道路，也至少可以给衰老过程的研究带来新的启示。

它们显然是非常简单的动物，由两层细胞组成的圆锥形结构，分内侧壁和外侧壁，中间是中胶层。但不要被这样的结构误导了：它们的触手上还有4种刺丝囊，里面藏着纤细微小的刺丝，有些刺丝可以释放毒液，有些带着捕猎的钩

1　奇怪的是，特伦布雷仅用过一次"水螅(Hydra)"这个名字，还是用来描述他切下来的几个头放在一起组成的变异体。他只有那时候用希腊神话里这个有许多头，被赫克立斯杀掉的怪兽名字来给这种变异体命名。但自那之后人们就用Hydra这个名字来统称所有的水螅了。

子。水螅们同时具有雌雄两性生殖器官——它们确实是功能俱全的小动物。简单与否暂且不论，光是它们能在一周之内完成身体全部内外层的替换就足够证明它们身上有足够的干细胞。

但这些干细胞也可以被人为关停，德国研究者找到了一种名叫 *FoxO* 的基因，通过干扰这种基因的表达，水螅的干细胞活性就大大降低，也从而导致它自身的繁殖率下降。

这是此前研究的一个极好补充，之前研究发现，在日本和德国的百岁老人们也比常人有更高比例携带一种特殊的 *FoxO* 基因。水螅研究的重要性在于，它是一座沟通两岸的桥梁，尽管狭窄，但是它把人类的长寿相关基因（看似这种基因还可能有多种效应）和一种不会死的动物联系在一起。它同时还是一种可以不用怎么考虑"动物福利"的实验动物。（*FoxO* 并不是唯一影响衰老速度的基因，类似的基因人们还发现了一些。对这些基因效应的展示里，最新最为戏剧化的一次，来自 2013 年年末发表的一项实验，他们通过合并两种不同"衰老基因"的效应，让线虫的寿命提高了 5 倍。[1]这样的效应换算到人身上，大概等于人能活 500 岁。科学家们之前的预期是寿命提高 130%，而最终的结果大大超出先前的估计值。）

对我来说，衰老的生物学是自然科学里最为迷人的分支之一，甚至它本身可能就是最终目的。不可避免，这个领域里的任何发现都会被视为延长人类寿命的机会，被人们马上紧紧抓住。这不仅是 21 世纪的梦想，应该说这差不多是人类永恒的梦想，只是在 19 世纪末期得到了充分滋养。那个时代，宗教在对衰老的态度上开始逐步失去影响力，而科学正逐渐站稳脚跟。

如查尔斯·阿斯布利·斯蒂芬（Charles Asbury Stephens）一般好奇的人们走到前台。斯蒂芬靠给《青年伴侣》杂志的年轻读者们写他在缅因州的农村生活赢得巨大名气。他的故事里有年轻的男女英雄，对乡村生活也描写得细致入

---

[1] Chen D. et al: "Germline Signaling Mediates the Synergistically Prolonged Longevity Produced by Double Mutations in daf-2 and rsks-1 in C. elegans" *Cell Reports* 5 1600–1610, December 26, 2013.

微，怎么养蜂，怎么做枫糖，怎么切割冰块。《青年伴侣》曾经是美国最畅销的杂志，但斯蒂芬靠写作赢得名气后并不满足。他算了算他余下的寿命大概不足20年，所以跑去拿了一个医学学位，这样他就可以开始为《青年伴侣》写一些与医学相关的小故事。这些故事都跟他之前已经感兴趣的主题：生命的衰老和死亡相关。无论如何，就在他拿到他的医学学位的同时，他也开始以衰老为主题的两本书的写作。这两本书分别是1896年出版的《长寿》和1903年的《自然的拯救》。其中《自然的拯救》这本书的副标题是《地球上已知的不死生灵，和人类大脑的发育》。

斯蒂芬逐渐相信，衰老是一种对生命的凌迟，那些细小的缺陷、伤痛和衰退，甚至是智识的衰弱堆积起来，最终把我们击倒。如果这些伤害能被延迟，被预防，或者完全扭转，那么我们也许就能多活上几十年了。但我们究竟该怎么做到这些？斯蒂芬悲叹，人为延长寿命或许超出了他的时代所能："但我们能感觉到，正因为这点，我们处在人类历史上最黑暗的时刻——黎明前的时分。我们所处的时代，宗教的幻梦带来的安慰舒适已经太过迟暮，而距离达到目的，从死神手中抢回我们的生命的时刻又还太早。"[1]

无疑斯蒂芬已经察觉，至少在这场竞技里，宗教已经被科学抛在身后。他忽视"荒谬又脆弱的"灵魂存在的证据，认为"随着科学在各个领域的发展，寿命的延长是将会到来的一个结果"。[2]目标是延长寿命，而不是永生，这是斯蒂芬认为比较可能的未来。就算如此，把寿命延长数十年也不是个小目标。他将自己的家改造成一个巨大的实验室，供50个人工作，尽力探索研究各种抗衰老的方法，但这样的努力终究还是没能取得突破。他紧追当时的科学前沿，时时引用埃黎耶·梅契尼可夫（Ilya Metchnikoff）的理论并大加赞赏（关于他我们一会就会讲到），尤其是梅契尼可夫认为，人类寿命可以再延长40~60年。他怀疑细胞才是解决问题的秘方，身体里"数百万计的小工匠们"；如果有什么办法能

1　Stephens, C. A. Salvation by Science (Natural Salvation), The Colonial Press C. H. Symons and Co. Boston 1913: p. 14.

2　出处同上，29页。

清洗血液，就能让身体里的细胞变得干净，这可能就是延长寿命的第一步。斯蒂芬宣称，这种更新身体的方法是由神经系统拥有的能量来推动的。综合各种方法，可以在30年内，最多不超过50年实现人类寿命的延长。但这将不是原先的生活。斯蒂芬预测，那种再常见不过的"野兽般的生活"会被另一种更高级的版本取代，当人们活得更长，贪婪和欲望也就会渐渐消失。[1]

看似无可避免的衰老问题终将被人类攻克，与斯蒂芬几乎同时代的两位科学家将这一信念更向前推动了一步。我之前提到过的埃黎耶·梅契尼可夫就是其中一位，他是诺贝尔奖的获得者，被称为免疫学之父（他发现了胞噬作用，即白细胞吞噬病原细菌的过程）。梅契尼可夫确信肠内细菌才是身体逐渐瓦解直至死亡的原因。这是一条一脉相承的理论链：细菌产生的毒素在肠子里堆积起来，过度刺激他最喜欢的吞噬细胞，这些吞噬细胞于是开始不分敌我地进攻许多身体组织，导致身体的逐渐衰老（当时一定是细菌学引领潮头的时候——斯蒂芬也认为衰老大部分是由肠内细菌导致的）。

梅契尼可夫推崇饮用发酵奶、酸奶或者其他富含乳酸的食物来清除这些病原菌，借此他开创了益生菌的流行风潮。他也预见了现代人对于长寿的担忧：他明确表示，延长寿命并不只是活到更老，而是要在长寿的同时能够保持身体健康，正常工作，做出成绩。但与此同时他也不免过于轻信，认为之前曾经有人能活到如152岁或者185岁这样的高寿。某种程度上他也必须相信这些说法，这样他才能设想把人的寿命提高到这些曾有的上限。

无疑，就在当时科学展示着长寿的可能性的同时，各路江湖郎中也拍胸脯许诺能让人雄风永振，凭借各种睾丸激素提取物，他们从追随者身上赚得盆满钵溢。不管是否像斯蒂芬说的那样，对长寿的渴望是人们面对死亡而无法再用宗教安慰自己的必然产物，总之从一百年前直到今天，对长生不老的欲望迅速膨胀，纵使它已经建立在了完全不同的科学基础上。

目前为止，人类的预期寿命已经远远超过以往任何时候（假设圣经故事里

1　另一个奇怪的巧合：斯蒂芬和阿尔茨海默开始写文著述的时间都是一样的。

记载的，长达900多年的人类寿命只是小数点计算的错误，而梅契尼可夫信仰的高龄同样只是经过夸张的数字）。人类的预期寿命平均每四年就提高一岁，在发展中国家甚至可能更快一些；在世界上的某些地区，这种增长趋势早在19世纪中期就已经初现雏形。20世纪里人类的预期寿命增长了25岁；几乎是每周增加两天的速度。虽然这些数字因为研究众多可以彼此不相符合，每个研究得到的数据都可能有细微差异，但最近100年间人类预期寿命有了大幅增长这个基本论断得到了公认。

我们已经看到现在与几十年前的差距：越来越多的人活到了之前以为的寿命上限：110~120岁。[1]目前，在加拿大有6 000上下的百岁老人，最近一次全球范围的人口调查显示，超过百岁的老人（年龄超过110岁）有61人，其中60位是女性！医疗、营养供应和锻炼的改善功不可没，而且至少现在这些年龄都在逐渐逼近一个最大值，这可能就是人类寿命的极限。[2]

但这条限高线能不能再往上调？现代科学对生命分子机制的了解让人不由畅想，也许人的寿命能够增长到130、140岁，甚至150岁或者更高。

雷蒙德·库茨魏尔（Ray Kurzweil）是一位工程师、未来学家和《奇点迫近》一书的作者，他认为衰老问题会在他预测的未来三联革命：遗传学、生物技术和纳米技术中得到解决。他在专业领域享有盛誉，是第一台扫描仪、第一台文字转换语音合成仪和第一台音效合成器的发明者。他是个未来学家，宣称他对未来的预测86%会实现。当他描述未来那些关键的发展步骤时，他不仅提到了寿命的延长，更是让我们能够长生不老。或者，按照他自己的说法，每新的一年都将会把人类寿命提高不止一岁。库茨魏尔还预测，这将发生在10年之内。这个过程里，关键的第一步是全面掌握我们现在所知的食物和健康的知识，他自己每天大概服用250种健康补充剂，认为自己在最近15年内没有怎么变老——他如今已经快到70岁了。重要的第二步是利用先进的生物技术来关

1　在我写这本书的时候，最高纪录的拥有者是雅娜·卡尔芒，她1997年去世，有明确记载她活了122岁。

2　当然，200年前人类的预期寿命要远远短于现在，但那些能扛过新生儿夭折、感染性疾病和其他致死性疾病的人还是能够活到90岁甚至100岁的。

　　　　　　　　　　　　　记忆的终点：关于阿尔茨海默症的自然史

闭疾病过程，从而逆转衰老过程。第三步，就算是他自己也认为这一步离我们还很遥远，大概会在2045年变成现实。那时小的纳米机器人会在我们身体里漫游，自动检测身体的健康状况。然后我们便可以长生不老。目前库茨魏尔在谷歌工作，2013年下半年，谷歌刚上马了抗衰老项目（Calico）。

库茨魏尔绝不是唯一的一位。弗朗西斯·福山（Francis Fukuyama）在《后人类未来》里也专门用一个章节的篇幅描述了长寿。老年学家和计算机科学家奥布里·D. N. J. 德·格雷（Aubrey D. N. J. de Grey），坚持不断宣称他的"人工可忽略衰老（engineered negligible senescence）"策略，他相信衰老不只是疾病的某个危险因素，而是疾病的根本原因。他在2004年写道：

"我认为在未来10年之内，如果我们能得到起码的研究经费，那么我们非常有可能能够选择一种一般预期寿命只有3年的小鼠种群，在它们已经2岁时，把它们剩下的寿命提高3倍（也就是说，它们总共能活到5岁）。"[1]

现在这个预测的实现期限已经在我们眼前，但是世界上还没有任何实验室培养出来能多活好多年的小鼠。[2]不过实际上对究竟是什么导致我们死亡这个问题也没有统一的答案，不是单纯一个生物机制发生了错误或者让我们的身体彻底停摆，而是大概有300种理论来试图解释我们为什么会变老。21世纪的科学观点认为，要想找到某些方法来终止我们目前看来仍无可避免的衰老，我们还有很长的路要走。

与其不厌其烦地列出各种预测，我们不如仔细看看科学家怎么说。斯坦福大学的科学家兰纳德·海弗利克（Leonard Hayflick）发现，在组织培养基里的细胞确实存在一个先天的增殖上限，跟细胞本身拥有的资源相关。这个上限被命

1　de Grey, D. N. G.："Biogerontologists' Duty to Discuss Timescales Publicly" *Annals New York Academy of Sciences* 1019,2004: 542-545.

2　关于德·格雷这个争议人物，读者们值得通过阅读更多了解他。请看舍温·努兰德的人物报道：《你想长生不老吗？》——《技术综述》，2005年2月1日。

名为海弗利克极限（Hayflick limit）。海弗利克证明，人类胚胎细胞大概能够分裂50次才会死亡。相反，从80岁或者90岁老人身上提取的细胞只能分裂少之又少的几次就继续不下去了。如果细胞被冷冻保存起来，然后再解冻复苏，重新放回培养基中，它们就会从被打断的那个点开始，继续分裂直到上限，然后死去。这一观察确凿无疑地证明细胞是有内在寿命限制的。

"海弗利克极限"给分散混乱的衰老理论带来了一点定量化的可能。这是所谓"生命速率"的观点，它源于一个事实，动物界中各种动物彼此迥异的寿命长度跟它们的新陈代谢速度（比如心率）呈很好的对应关系。小鼠的心率比大象要快；所以大象活得更长。但这样就带来了另一个问题：生命速率是怎么影响到衰老和死亡的？在最初的理论架构里，有种观点说我们都带着一定数量的"生命力"开始自己的一生，随着时间过去它也会渐渐减少直到消失。[1]

如果从进化论的观点来看，那么所有的事情都顺理成章。进化的驱动力是繁殖——这是自然定义的"成功"。不管什么样的基因组合，只要能繁殖更多后代，那么这种基因组合就会被保留到未来。这当然也是自然选择的过程，但是实际上如果自然选择是通过繁殖的方式来完成的，那么就意味着根本不会有什么机制能够让那些在繁殖之后还能增强个体生命的基因被保存下来（可能也就是那些让人类变成智慧的祖父母来照顾孩子的基因是个例外）。就这个观点来看，衰老其实就是生命不被基因保护或者延续的那部分——手已经放开了方向盘，之后的生活再不受控制。对这个系统任何微小的干扰都有可能让它的情况恶化，甚至之前被保护着的那部分现在也暴露于伤害之下。本来应该保证生存的修复系统变得易于自我损伤，最终整个系统都开始瓦解。更糟的是，也许就是那些之前在年轻时可以增强繁殖能力的基因，在完成生殖过程之后，就会变成衰老的帮凶。无论如何，生命的根本是繁殖而不是个体长寿。

这些理论对我们来说要比对野生动物更有意义。野生动物们的寿命普遍不长，以至于它们不需要担心自己会怎么"变老"这种事情。当然这条规律也

1　生命力这个概念在19世纪中期已有雏形，那时候的健康倡导者们把它看作人们天生的一种"资本"。

有许多有趣的例外：特伦布雷的水螅当然算是一例，但另一些跟我们体型接近的动物，比如陆龟、龙虾和鲟鱼，它们看起来都不会变老。而北极蛤（Arctica islandica）则给我们完美演示了什么叫长生不老：它们可以活上几个世纪。一直在冰岛附近海岸发现的北极蛤已经374岁了，它是世界上最长寿的"非同质性"动物，也就是说，它并不是一群无差别的细胞群组成的生物，它的细胞经过分化，呈现出不同类型。在长寿路上走得更远的还有裸鼹鼠，它们能活25~30岁，是跟它们体型类似的老鼠预期寿命的8倍。它们不像水螅那样身上有大量干细胞，可以不断产生新细胞来代替，对这些动物为什么能长寿的原因现在也没有很好的解释。它们大多不是理想的实验动物，要弄清楚它们长寿的机制可能还要等一段时间。但重要的是，如果我们因为基因的缘故，跟这些动物其实拥有类似的命运。而我们现在希望延长生命，那么我们需要重点关注的便是那些脱离我们基因控制的事件。

进化论提供了背景理论，但到底有什么特殊的原因导致了细胞的"海弗利克极限"？是什么样的先天条件限制了细胞不断分裂的能力？ 20世纪60年代，当海弗利克发现这个极限时，他无法解释为什么，但现在我们已经了解，答案是端粒，那些位于我们染色体末端的小帽子结构，每一次细胞分裂它们都会缩短一点。它们的作用是保护我们的染色体完整，有点像鞋带末端的金属扣，但每一次细胞分裂，染色体也要自我复制，当DNA复制时，这一小段端粒却没有自我复制，所以就丢失了。

尽管没有借此扬名，但俄国科学家阿历克谢·奥洛夫尼科夫（Alexey Olovnikov）的灵机一动，解释了海弗利克极限的原因，他称之为"地下铁头脑风暴的意外惊喜"。当时他在莫斯科地铁站等一班车，他不知怎么就把眼前的地铁当成了DNA聚合酶，那是一种深入DNA分子内部，沿着DNA链条进行复制的生物酶。然后他论证道，这两者之间一定有一个"死区"。在地铁上是从第一节车厢的头部到最近入口的距离；在细胞里就是DNA聚合酶的一端到活性位的距离。如果这列地铁是酶，那死区的部分就一定不会被复制。这就提示了每次DNA复制的时候就会失去那一小段。[1]这不能不说是一个用比喻来思考科学问题的绝佳例子。

端粒其实不具有任何有意义的遗传信息，它们只是防止遗传信息的丢失。然而一旦染色体完全失去端粒，它们就散成片段黏在一起，细胞分裂无法继续进行，生命，至少这些细胞的生命，就走到了终点。我们确实还有一种叫端粒酶的生物酶来防止端粒变短，但它不是在所有细胞里都有活性。它们在癌细胞里最为常见，所以癌细胞从某种意义上来说也是不会死的。

你也许会想，我们要做的无非是激活那些端粒酶，就可以长命百岁，这种想法显然已经被测试过了。然而事实上，癌细胞也能从激活自身的端粒酶中获益巨大，意味着使用这种方法需谨慎行事。绕了一大圈回到水螅的故事上，虽然还没有被证实，但是很可能水螅的细胞也含有活跃的端粒酶，所以细胞分裂不会终止。上文提到过的那些不会变老的生物里，龙虾的身体组织富含端粒酶。2009年的诺贝尔医学奖授予了伊丽莎白·布莱克本、卡罗尔·格雷德和杰克·绍斯塔克，以表彰他们在端粒和端粒酶研究方面的杰出贡献。

这些能说明端粒就是我们要找的那个关于衰老的答案吗？也许不是。因为其实在我们身上的细胞达到分裂上限之前我们就已经死去——我们死的时候端粒还是好好地在染色体末端呆着的。但这些事实也许能说明：在端粒酶没有被激活的组织里，如果经受重复损伤，就会耗尽局部所有的愈伤细胞，要是这个过程在整个身体上重演——比如血管里——那么衰老就会加速而至。

但如果端粒不是全部的答案，那么还有哪些影响因素参与其中呢？从20世纪30年代起我们就知道，通过限制小鼠摄入的卡路里，我们可以显著延长它们的寿命。这个结论被各个实验室一次又一次地证实，非常可靠，但同样的饮食对人类究竟效用如何则不得而知。在恒河猴身上进行的类似实验结果相当让人失望——这已经是相当客气的说法。实验人员们在20年里，用减少30%热量的食物喂养实验组的恒河猴，结果证明它们跟对照组相比没有显著的寿命差异。

1　Olovnikov, A.: *Telomeres, Telomerase and Aging:Origin of the Theory*. Experimental gerontology: 1996: 31 (4) pp. 443-448.

想要评估这个实验的问题在于可能没有人愿意再花20年的时间去从头再来一次，所以这些阴性结果到底是否反常，我们永远也无法确定。同时，中立地说，维持合理体重至少能够让我们避免某些老年性疾病的说法已被公认。

也有人推崇富含抗氧化剂的食物可以延缓衰老，认为身体里堆积的损伤来自在组织里乱窜的游离氧的理论在所有衰老理论里总占据主流，但相应的实验研究结果也还没有定论。世界上最长寿的非同质性生物北极蛤，即前文提到的那种圆蛤，确实看起来比它的短寿亲属能更好地处理氧化损伤进程。但那些活到相对小啮齿类动物来说算是超高龄的裸鼹鼠们，它们体内的抗氧化物水平甚至比小鼠还要低，氧化产物形成的组织损伤倒是比小鼠高出一些。如果将小鼠用基因工程的技术，去除减少氧化损伤的关键分子，它们的寿命也大多不会增加；同样，如果迅速提高它们体内的抗氧化剂水平，它们也不会活得更长。这不只是小鼠或者鼹鼠的问题——在各种动物身上进行的实验都开始质疑仅仅把衰老简单归因于氧化产物堆积造成损伤的假设上，尤其是服用大量抗氧化剂能够延长寿命的说法更是经不起推敲。

我在这里提到的这些观点，并不是为了穷举出关于衰老原因的理论。衰老可能是多方面的原因所致，我们也可能永远不知道为什么有些动物看起来不会衰老。但为了进一步解开阿尔茨海默症的谜团，我们需要尽可能分清楚哪些是正常的衰老过程，哪些是随着年老而更可能患上的疾病。兰纳德·海弗利克曾经评论道："自然原因死亡"如今已经是一个少见的诊断，但他认为，许多死亡恰恰是由于自然原因，即衰老导致的身体逐渐瓦解。然而，跟"海弗利克极限"（自他50多年前发现这个上限值，它一直维持恒定）相反，整个人类种族展示出的是完全不同的一种状态。我们不仅能够比之前活得更久，而且目前还没看到任何上限。我们就这么活得越来越长。

第六章　生命的自然流程

　　我对衰老生物学的兴趣开始于一个本不应产生这些想法的年纪。那时我在安大略省哈密尔顿的麦克马斯特大学读博，我尽全力避开那些我之前选好的课题，把时间花在探索跟我的学位绝不相关，但却更吸引人的其他问题上。其中一个就是衰老生物学，那也是我头一次开始意识到，用当时的词汇，寿限(life span) 和预期寿命(life expectancy) 的区别。

　　寿限是任何动物能够达到的自然上限。小鼠可以活4年；灰熊或者野牛是20年，鲸鱼能活得更长，还有那个寿命"爆表"的北极蛤。在同一张列表的另一个极端是一些蜉蝣目的昆虫，它们一旦出了蛹壳最多只能活24小时。当然这些数字也不固定——总有一些意外的夭折，和一些远远超越了所谓寿命上限的个体(除了那些蜉蝣)。但这些例外不过说明了这种物种在自然寿限上下的典型分布。就好像你买了一辆新车，期待它能跑够25万千米，但有些还没到这个里程数就坏了，有些就算跑够了还能继续开。

　　这就是寿限，一种自然的先天上限。而预期寿命，至少在我学到的定义里，是用来估算一个物种里大部分成员实际上能够逼近上限的程度。所以对动物们来说，畜养的通常比野生的同类活得更长，因为不会遇到捕猎者、食物短缺和疾病这样的问题。对于它们的野生同类来说，寿限仍然维持不变，但是预期寿命却大大缩短了。

　　谈及人类自身，就算是在很多个体会在幼年时夭折，也总是有个体能活到

　　　　　　　　　　　　　　　记忆的终点：关于阿尔茨海默症的自然史

80岁甚至更老。尤其是在比较久远的过去，预期寿命显然很短，有时甚至短到只够完成繁殖，达到人类种群的寿限对绝大多数人都只是个遥不可及的梦。但从19世纪中期开始出现了重大突破，人类的平均寿命以极可观的数量延长，代表着预期寿命的巨大（甚至始料未及）的增长，这挑战了之前认为固定不变的寿限观念。为了能切身感受一下这变化有多惊人，我们有必要回顾一下17世纪晚期的情景。

埃蒙德·哈雷（Edmond Halley）是当时一群杰出英国科学家里的一员。他年仅22岁就被选入皇家科学院，是有名的数学家和天文学家。最让他出名的应该是成功判断1682年那颗彗星是1607年和1531年同一颗彗星的回归。有牛顿的重力理论和彗星的椭圆形轨道为基础，哈雷大胆预测了这个彗星还会在1758年重现，那时他将是102岁高龄。他没有能等到这颗彗星的再次回归，但是这颗彗星确实如约出现，并且之后一直被冠以他的名字。

但就像他那些皇家科学院的同事们，哈雷也把他的才华奉献给了更多学科，1693年他发表了《对人类死亡率的程度估计：从布雷斯劳市出生死亡表来推算终身年金保险费的价格》。[1]哈雷试图找出一种合理的方式计算年金保险，这种保险提供一份支付到人们去世为止的收入。在这里要考虑的问题显然是风险，要么是保险公司的风险，要么是被保人的风险。一个人大概能活到多大年纪？被保人不希望有朝一日领不到钱；保险公司则希望不要做赔本买卖。

哈雷对大多数从伦敦和都柏林得到的预期寿命数据都不满意，因为这些数据不够翔实，死亡时的年纪没有正确记录下来，统计里还混杂了两个城市大量流动人口的数据。所以如果年轻人在此地出生，但是不久就搬到其他地方去，那么所有跟年龄相关的统计数据就成了一团糟。哈雷认为，应该找一个人口不怎么流动的城市，大多数人口都在这出生也会在这死去。这时正好他得到了来自当时西里西亚省的省会（现在是波兰的弗罗茨瓦夫市）布雷斯劳市的数据，这数据简直太符合他的心意。布雷斯劳几乎没有流入的移民，市民也很少外迁，

1　http://www. pierre-marteau. com/editions/1693-mortality. html.

因此哈雷着手以这份数据为基础来进行他的分析。

他制作了一份从1687—1691年所有本市人口在每一年龄的出生死亡事件列表。那段时间里有6 193个人出生，5 869个人死亡。记录下来的死亡时间向我们揭示了在17世纪晚期人们的生活大概是怎么样的，许多人死于婴儿期和儿童期的疾病。哈雷发现，平均每年会有1 238个人出生，但这里面只有890个能活满一岁。这些幸存者里面，有198人在5年后死亡，所以在6岁时，存活率大概只有56%。但过了这个阶段，情况就慢慢好起来。在之后数十年再有一些死亡，死亡人数从十几岁时的每年6人慢慢上涨到8人，然后稳定在每年9人，直到50岁。之后，尽管总人口数下降了不少，但每年的死亡人数还是一路攀升到了10~11人。最后因为也没剩多少人了，所以死亡率也就逐渐下降到0。

哈雷能用他制作的这张表计算人在任何年龄的预期寿命（比如，一个现年40岁的人还能再活7年的概率是多少？答案是约85%），任何时候身体健康能够参军的人口数，以及他最开始投身这个课题时关心的年金的设定价格。

在附注里哈雷还附上了很多重要观察。[1] 他指出，人们如果抱怨他们没活到高寿而是"早死"是个错误，那么他们的抱怨其实并无根据，因为当时一半的人口都死于17岁之前。所以他认为，他的同胞们应该"把这当成一种恩赐，我们也许已经多活了好多年，整个人类里一半的人都没能达到这个岁数呢。"

他进一步指出，育龄妇女实际上在这个年龄生孩子的人数非常少——大概是每年每6个人里有1个生孩子的。哈雷觉得这个数字应该是每年每6个人里有4个生孩子的才是正常。他解释说，"国王的强大和荣光需要通过他的臣民增长来体现"，独身应该被强烈抵制。"

自哈雷那个时代起，事情发生了180度的大转弯。新生儿和幼儿的死亡率急剧减少，这一减少也成为预期寿命显著增加的重要原因（至少是在发达国家中）。名列榜首的统计结果是：从1840年开始，人类的预期寿命大约每四年就增长一年。仅仅是20世纪一个世纪，预期寿命就增长了25岁！我父亲出生于

---

1 出处同上，后记，第654页。

1909年。那时人类的预期寿命大约是50岁。我儿子麦克斯生在1992年——他这代人的预期寿命已经是75岁了。

就算经历了两次世界大战和1918年的流感病毒大流行所造成的悲惨而广泛的人口损失，也没有能阻挡预期寿命的上升趋势。从1840年到现在的预期寿命如果做成直观图，那就是一条上升的直线。向上发展的开始阶段很好理解：彻底消除（或者至少大量减少）新生儿和幼儿期的死亡，避免了埃蒙德·哈雷研究里面那些早期的人口损失。这一趋势一直持续到20世纪，尤其是20世纪40年代发现的抗生素，以及之后几十年出现的脊髓灰质炎疫苗和天花疫苗更让上升势头有增无减。20世纪20年代早期在加拿大，每10万人里有85个因为结核病而死。而现在这个数字仅为1.5个。当时新生儿疾病的致死率是111人/10万人，如今这个数字已经可以忽略不计。

但这些转变也让我们更加困惑。几个世纪以前，预期寿命只有40岁，但这不是说人们只能活到40岁，而是鉴于大部分人都在5岁以前就死亡了，所以如果在出生时预测——那么你能活到40岁的概率并不大。而一旦你跨过了这个障碍，那么生命就宽容很多，达到40岁也不是什么特别难的事情。毕竟就算在古罗马还有人活到过80岁呢。

但究竟从那时候起发生了什么，尤其是20世纪60年代以来出现的变化，尚未得到充分认识。随着早年夭折的风险大幅降低，预期寿命的持续增长必定会推向生命的另一端：人的晚年。这已经是现实，每四年预期寿命增长一年——虽然仅是这个数字就已经听起来不错，但更震撼的还是把它跟其他数字放在一起比较。

2012年发表的一篇文章比较了生活在优势（或者"低死亡率"）国家，比如瑞典和日本的国民与尚存以狩猎-采集方式生活的人类，以及野生和人工畜养的黑猩猩之间的预期寿命差异。[1]

---

1 Burger, O. et al: "Human Mortality Improvement in Evolutionary Context." *Proceedings of the National Academy of Sciences USA,* 2012:109(44)pp. 18210-18214.

他们的结论直截了当：只比较预期寿命的话，维持狩猎—采集生活的人类更接近黑猩猩，而与他们生活在发达国家的人类同胞差别较大。用进化史论的观点来看，650万年前，人类和黑猩猩从他们的共同祖先分离。自那时起，这两支物种就开始分道扬镳，现在的野生黑猩猩出生时的预期寿命少于15岁，而过着狩猎—采集生活的人们，例如坦桑尼亚的哈扎族人，大概能活32岁。这已经是非常显著的差异，但达到这个差异耗费了数百万年的时间。而最近飞速增长的预期寿命（也是同样出现在生活条件非常适宜的情况下）——只花了数十年。文章作了许多比较，一个比一个让人震惊：1900年的瑞典人生活轨迹更贴近现代版的狩猎—采集部落而不是现代瑞典人；从地球上出现人类以来，所有8 000代人只有四代享受到了这种程度的寿命增长；狩猎—采集部落的人们在30岁死亡的概率相当于日本72岁的老人（后面这个比较让作者不由感叹——或许也是预测——"72岁是新的30岁"）。[1] 最终，人类预期寿命的增幅达到甚至超过了许多曾在实验室里借助基因改造、环境调整或者两种方法都用上而使得寿命大为延长的动物品种，比如果蝇和小鼠。

无论人们怎么看待衰老这个动态过程——人类是活得越来越长了。另一个观察长寿的角度是所谓"生命耐力"的观点——当然用词略微欠妥。[2] 这是一个预测百分比，即总人群里有多大一部分可能活到指定岁数。如果你想要考虑极端情况，计算十万分之一的人能活到的最高年龄是多少，那么这是对应的数据：从1900—1980年，美国男性的生命耐力从104.8岁提高到111.4岁，女性的则是从105.4岁到113岁。

这些变化也让预测一旦做出，很快变得不再有用。1928年大都会人寿保险公司的统计师路易斯·都柏林（Louis Dublin）言之凿凿地预测，人能活到64.75岁，他满怀信心地强调："（这一预测数据）基于当前的科学知识，如果没有翻天覆地的发明创新或者我们的生理条件在进化意义上彻底改变，便是准确的。而

1　出处同上，第18211页。

2　Myers G. C. and Manton, K. G.: "Compression of Mortality:Myth or Reality?" *The Gerontologist* 1984:24 (4) pp. 346-353.

我们没有理由担心上述的这些情况会真的发生。"尽管他当时还不知道，新西兰已经有妇女的年龄超过了他预测的数值。[1]

人类的平均寿命增长的如此迅猛也引发了争议。1980年斯坦福大学的人口统计学家詹姆斯·弗莱斯（James Fries）看完当年的统计数据之后，预测世界会在不久之后就经历他命名为"疾病压缩（compression of morbidity）"的现象。取决于你知道的是哪个版本的定义，这里的疾病既可以指实际患上的疾病，也可以指任何损害健康的因素。[2]疾病压缩现象指的是，因为越来越多的人活得更长，已经逼近他认为的人类寿限（大概85岁）所以人们带病生存的时间就会缩短。他们会一直精力充沛地生活，直到生命尽头忽然崩溃然后死去。人们曾一度担心未来社会将充满越来越多疾病缠身的老年人，他的说法缓解了这种恐慌。在他看来，慢性疾病都已经被成功地推迟了，但因为寿限是不变的，那么以前病病快快慢慢熬到死的情况就会变成现在一直活得好好的然后快到寿限的时候突然"一落千丈"。有点类似歪心狼追BB鸟［源自美国经典动画片"Looney Tunes"（乐一通）中的角色］跑到悬崖边上，停在半空中，腿还在继续跑，然后像块石头一样咚一声掉下去。

当已经有人活到100岁的时候，弗莱斯还怎么能坚持他预测的85岁是人类寿命的极限？他把那些人视为正态分布右侧的小尾巴，就是我之前提到过的，那些散落在寿限周围的例外值。固然有些人没有能活到85岁而有些则超过这个年龄，但在弗莱斯看来这些还不足以说服他把寿限增加到85岁以上。他坚信他在之前文章里用粗体字作为副标题写出来的主张：生命的长度是固定的。[3]

在弗莱斯写这些文章的时候，美国人的预期寿命是男性70岁，女性77岁。考虑到之前提到的各种有利长寿的因素，在跟死亡曲线对比之后，弗莱斯把人类寿命的极限定为85岁。他认为出生时的预期寿命比65岁时的预期寿命增加

1　L. I. Dublin, Health and Wealth (Harper, New York, 1928), 361 pp.

2　Fries, J. F.: "Aging, Natural Death and the Compression of Morbidity". The New England Journal of Medicine 1980：303 (3) pp. 130-135.

3　出处同上，第130页。

得更快，而这两者都会在现在这10年里终结于85岁。所以弗莱斯自信地认为通过处理急症，比如心脏病发作，和延缓慢性疾病的出现（这得仰仗医学发展）就能控制死亡率，而这个过程就是他定义的"疾病压缩"。

那时还是1980年。2011年，弗莱斯和他的研究小组拿着花了另外20年收集的数据，重新回到疾病压缩的研究课题上来。[1]到现在，面对预期寿命的估计值一路水涨船高，弗莱斯仍然坚持他在20世纪80年代中期提出的寿限。怀疑的论调四起，弗莱斯也回应了一些疑问。他争辩道，这里有对平均预期寿命可能的最大值和人类已经达到的最高寿数（110~122岁之间）两者的混淆，平均预期寿命可能的最大值被他限定在90岁上下。他写道："异常值无法提供多少整体信息。知道最高的人的身高固然有趣，但它并不能提供给我们关于人类整体状态的什么参考信息。"他也批评说："如今人们太过于关注出生时的预期寿命，而不是65岁之后的情况。65岁开始的预期寿命增长，和整个20世纪里我们目睹的从出生时开始计算的预期寿命大幅增长相比，并没有那么巨大。"

弗莱斯和他的研究小组还是把最初的85岁寿限提高到了90岁以上，可能是"大于90岁但是几乎可以肯定不超过100岁"，实际上他们也注意到，他们最开始的关注点在减少人活到接近寿限时的患病率，而不论这个寿限究竟该是多少。但是他再也没有用粗体字强调"生命的长度是固定的"了。

诚然，各种证据都开始表明，就算有这么一个固定又接近的人类寿命上限，我们也并不知道它现在在哪里。首先，日本是全世界人类预期寿命数一数二的国家，他们的情况证实了弗莱斯所说的"疾病压缩"确有其事。死亡年龄的分布范围变得狭窄（更多人活到高寿，但是死亡时间却互相差不了几年），而还有另一件意料之外的事情出现：整个分布图都向右移动了。所以虽然两侧都还有例外者的分布峰，但是现在右侧的峰值更接近90岁而不是85岁。除此之外还有整个曲线的形状跟之前保持不变。所以疾病压缩现象现在已经停止——分

1　Fries, J. F. et al; "Compression of Morbidity 1980-2011:A Focused Review of Paradigms and Progress." *Journal of Aging Research* Volume 2011, Article ID 261702, 10 pages.

布曲线并没有在尽头被挤扁的迹象，日本的整个死亡曲线都在往更高龄的方向移动。问题是，它会在什么地方停止？我们谁也不知道。

说服研究者的当然不止是日本的数据，但它很关键。现在整个寿限是固定不变的概念都有点摇摇欲坠。讽刺的是那些正在衰老的人们貌似是国家安稳未来的威胁，现在却被研究衰老问题的科学家们视若珍宝。寿命可能没有固定不变的上限，这种更开放的观点呼之欲出。

有些作者拿1900—1950年之间的特殊情况做论据来反击，这段时间里寿限确实稳定在88岁，但之后有"某些事情"发生了（用他们自己的说辞），然后人类寿命的上限就开始增长。[1]这完全改变了寿限的定义，把它从一个固定不变的生物极限转为可变。而那个神秘莫测的"某些事情"既不可能是生物学上的，也不可能是基因上的——一个世纪的时间还远远不够。因而产生影响的重要因素来自环境，比如疫苗和卫生、营养条件的改善。说起来很容易，但推断认为这些因素改变了"身体老化的内在速度"却非比寻常。同样惊人的还有认为人类"似乎能够改变寿限"的观点。

这就是我们今天的处境。我们面前放着让人眼花缭乱的各种预测。有人认为2000年以后出生的儿童有50%都会活到100岁。他们还主张在传统的儿童期、青年期、老年期分类标准里再加一个：超老年期。至于人们担心从属这个新标签组的人们会完全依赖社会供养，在他们看来这种想法完全错误。美国抽样调查显示，来自这个组（虽然可以想象样本量很少）年龄超过110岁的老人还有40%的人可以独立生活。

对我们来说很难想象，预期寿命的上涨趋势还会以这个速度持续下去。同样难以想象的还有人能在9秒内跑完100米，这里应该有个上限——但是在哪儿？

有人担心肥胖和糖尿病的肆虐，这两种疾病将会代替之前的不治之症（而

1　Strulik, H. and Vollmer, S. "Long-Run trends of Human Aging and Longevity". *Program on the Global Demography of Aging* working Paper 73 August 2011.

现在这些病都有了治疗手段），成为新的死因。很难说清楚我们到底要为此顾虑多少，但可以肯定的是肥胖症的增长程度要比预期寿命的增长还要势头猛健。

从20世纪80年代开始直到现在，美国2/3的成年人不是肥胖就是超重。极度肥胖的人群比例增加得最快，而且这一增长没有漏下一个人：它横扫这个国家的所有人种、所有民族、所有社会阶层和所有都市村镇。而这2/3的比例指的还只是成年人，儿童肥胖症的上升势头还刚刚萌芽。美国国家健康和营养体检调查估计，跟20世纪70年代末相比，每个美国人平均每天比那时多摄入500卡路里的热量。而肥胖症成为"流行病"的现象也不止美国独有。

这里的2/3包括了所有超重和肥胖的人口。如果剔除掉仅是超重的人群，最新数据显示大概有35%的美国人达到肥胖标准（加拿大的比例是24%），这些数据虽然不像20世纪80年代或者90年代那样一路飙升，但仍然居高不下，一点没有见到下降的趋势。[1]加拿人的最新调查数据显示，到2019年，加拿大达到肥胖症标准的成年人将达到21%，如果把肥胖和超重的个体加在一起，将会超过纽芬兰与拉布拉多、新斯科舍、新不伦瑞克、萨斯喀彻温和马尼托巴省体重正常的成年人口的总和。"[2]

可以肯定的是肥胖会导致预期寿命降低，原因大体上是跟肥胖相关的糖尿病和心血管疾病相关。评估显示，肥胖可以导致预期寿命减少1/3~3/4年；另一方面，考虑到预期寿命的增长速度是每年三个月，所以其实肥胖症带来的影响根本可以忽略不计。就算如此，它也已经比所有意外死亡的影响加起来还大了。等到现在那些肥胖儿童步入成年期，由于肥胖带来的健康隐患会更进一步影响预期寿命，有研究估计它可能造成的降幅是2~5年。[3]

1 Flegal K. M. et al: "Prevalence of Obesity and Trends in the Distribution of Body Mass Index among US Adults, 1999-2010. *Journal of the American Medical Association* 307(5)Feb 1, 2012 pp. 491-497.

2 Twells, L. K. et al: "Current and predicted prevalence of obesity in Canada:a trend analysis". *Canadian medical Association Journal Open* 2(1)E18-E26 March 3rd 2014.

3 Olshansky, J. etal: "A Potential Decline in Life Expectancy in the United States in the 21dst Century". *New England Journal of Medicine* 352 (11) March 17, 2005 pp. 1138-1145.

目前这还是一个充满变数的领域，尤其是最近一项调查显示，超重（但不肥胖）的人其实活得更长。其中的原因我们还不能很好解释，甚至这个反常的结论本身都没有被普遍接受。[1]

所以，在21世纪，我们真的没法信誓旦旦地预测预期寿命在未来数十年间会怎么变化。但就在这些对人类典型寿命长度的分析和预测里面，有种想法几乎从来没有被提及过："如果我们活得够长，是不是我们都会患上阿尔茨海默症？"要想更好地解答这个问题，我们需要选择一个尤其重要的衰老器官：大脑。

1　Flegal, K. M. et al: "Association of All-Cause Mortality with Overweight and Obesity using Standard Body Mass index Categories." *Journal of the American Medical Association* 309 (1) January 2, 2013: pp. 71-82.

第七章　衰老的大脑

2012 年在《发现杂志》上登载了一篇悲伤的文章，罗伯特·爱普斯坦（Robert Epstein）描写了与他长年一起工作、广受争议的心理学家B. F. 斯金纳（B. F. Skinner）是如何衰老的。[1]20 世纪 70 年代，当他们相遇的时候，尽管斯金纳要比爱普斯坦年长 50 岁，他的头脑仍然清楚灵活，但显然同年轻时没法比。爱普斯坦听了斯金纳十多年前的一场辩论的录音，觉得跟他现在认识的这位仍然智慧过人的斯金纳比起来，当时的他更机敏，反应更快，更能抓住问题要害。

因此爱普斯坦和他的一位同事，吉娜·柯尔克诗（Gina Kirkish）分析了斯金纳的一系列录音：1962 年的辩论、1977 年的辩论和 1990 年他 86 岁时做的一次演讲。斯金纳在这次演讲之后不久就去世了。他的讲话速度在 28 年间稳步减慢，从每分钟 148 个词，到 137 个，再落到 106 个。就算考虑上演讲需要的语速肯定要慢于辩论，但减慢还是非常明显的。

爱普斯坦的结论非常直接，就算我们有幸经历最健康的衰老，我们的大脑功能，至少是其中的一部分，也难免显露颓势。这是跟痴呆完全风马牛不相及的情况——这是正常的衰老，而非任何脑部疾病。研究者承认，要想把正常衰老引起的脑功能退化跟阿尔茨海默症或者其他痴呆症的早期阶段加以区分，是件非常困难的事。这也是为什么我们需要对衰老过程有更多了解，更清楚"健

1　Epstein, R. "Brutal truths about the Aging Brain. Discover 33 (8) p. 48 2012.

康的"衰老到底是怎么样的。一旦我们有了标准,再来看到底某些症状是不是因为疾病所引起的就会容易许多。

大脑的衰老可以表现在各个方面,行为差异是开始的第一步。不同年龄的人在记忆力、计算能力、注意力和决策能力方面有什么不同?当我们变老时,有些地方我们还跟得上节奏,有些就相对落后了。我们能从年轻或者年老被试人员的脑部图像上看到什么不同?他们的大脑应对挑战的方式不同,脑部活动的方式随着时间过去会发生改变。

根据爱普斯坦的说法,70岁之后的 B. F. 斯金纳有点健忘(他不记得几天前的对话),就算是他自己之前发表的文章,他也想不起来其中的技术细节。他的记忆力减退是最显而易见的,但也不排除还有其他的症状:想不起来技术问题可能意味着衰老的大脑对抽象的概念和符号理解能力出现了问题,或者也可能是他难以跟上相关的延伸讨论。

斯金纳对他的早年生活还保留了非常多的记忆。这种现象也许是衰老最常见的影响:对我们年轻时发生的事情记忆犹新,却忘记了3天前发生的事情,或者站在屋子中间拼命想几秒钟之前到底是因为想要做什么才到这来的,或者不记得自己把车停在了商场停车场的什么位置。

"工作"记忆就是那个能让你记住一个电话号码,然后走到电话机旁边正确拨出这个号码的一个功能系统。它有点类似短期记忆,但更为复杂。虽然有许多模型尝试说明它的工作原理,但其中最主流的是一个假想的三段系统:一个"语音环路",用来储存声音信息,包括语言;一个"视空间模板",主要用来储存视觉信息,还有一个"中心执行"系统,用以监督和协调上面两种功能。语音环路更进一步还被分成实际储存声音的部分和重现系统,它能让记忆保持生动——如果没有重现功能,记忆会在几秒钟之内就消逝不见。就像我们自言自语地重复电话号码一样。

我们能在工作记忆里塞下多少内容,而且之后还能回忆起它们,这个量是有限的。心理学家乔治·米勒(George Miller)在20世纪50年代发表决定他毕生名望的著名结论,不论什么时候,我们的工作记忆里大概能放下7个不同的词条，或者所谓信息"块"。[1]这个信息块的概念其实很灵活：比如2014可以是4个不同的信息块，也可以把它们合并在一起看成年份，就是一个信息块。要想体验一下工作记忆过载的感觉其实很简单，比如你一边开着车一边找目的地在哪儿，就得把收音机关掉防止分心。简而言之，工作记忆的功用就是暂时把注意力集中在某些事上。

罗伯特·爱普斯坦的证据显示，B. F. 斯金纳在讨论偏向技术性的话题时感到困难，很可能是因为他的工作记忆逐渐变得迟缓。你只要设想一下一个对话场景——无论什么内容的对话——便能明白工作记忆对我们的日常生活到底有多重要。词汇、句子、段落奔涌而至，你得首先能记住这些词句足够久，才能理解并组织回答。同时视空间模板也在不停记录周围的信息，谁是最后发言的，下一条评论应该对谁说；整个过程中中心执行系统在不停转变注意力的聚焦点，给目前需要处理的信息提供足够的神经资源。而这还只是一次谈话。

这样一片混乱的场面也意味着，要想建立神经联结，让这些故事或对话在我们记忆里停留更久的时间，其实是根本不可能的事情。大部分工作记忆里的内容都会很快消逝，只有一部分会转到长时记忆里保留下来，数十年之后还能想起来。但长时记忆——就算是能记住一辈子，也不是说这些记忆就能原封不动、分毫毕现地被完好保存下来。你10岁时在湖边消夏的记忆也许清晰生动，但却不可能太准确——现在我们已经能够确定，记忆可以被植入、重放、翻新，或者在最初的版本上以别的方式修改。时间越久远，我们对一件事的记忆就越模糊，尽管我们可能依然对里面那些最突出的细节印象深刻。

长时记忆和短时记忆（又称工作记忆[2]），只是记忆众多分类里的两个。例如，长时记忆可以被分成情节记忆(自传性记忆)和语意记忆(事实记忆)。情节记忆：我有次在蒙特利尔的大街上碰见了皮埃尔·特鲁多。语意记忆：我知道

---

1 Miller, G. A. :The Magical Number Seven, Plus or Minus Two: Some Limits on Our Capacity for Processing Information. *The Psychological Review*, 63,1956: pp. 81-97.

2 原文如此，实际上短期记忆和工作记忆是两个不同的概念，短期记忆(Short-term memory)是记忆的一种类型，它可以在头脑中让少量信息保持激活状态，在短时间内可以使用。短期记忆需要和工作记忆相区别。工作记忆指的是用来临时存储和处理信息的结构和过程。——译者注，引自https://zh. wikipedia. org/wiki/短期记忆。

约翰·亚历山大·麦克唐纳爵士阁下曾任总理一职——但我没在场。

这两种长期记忆显然是不一样的。安道尔·图威（Endel Tulving）在多伦多罗特曼研究中心做过一个非常著名的病例研究，把两者区别开来。他研究的对象是一位名叫K. C. 的病人。K. C. 因为一场摩托车事故，大脑受过严重损伤，他的情节记忆完全被抹去了，但语意记忆还完整保留着。K. C. 能告诉你怎么走到他的小屋，但一点也不记得他自己曾经在那儿生活过，他能弹奏风琴，却不记得他是怎么学会的。但另一方面他记得他在事故前学到过的所有知识性的东西，比如钟乳石和石笋的区别。K. C. 最让人诧异的地方在于，如果只看他对事实的记忆，无论是对他自己的还是对世界的，或者演奏风琴、打台球之类的技能，他跟他的同龄人没有什么区别。但他记不起来他经历过这些事，他没有属于自己的过去，也没法设想未来。他有的只是当下这一刻。

K. C. 的大脑损伤最严重的地方叫海马体，这是稳固新的记忆过程中不可或缺的一个部分。这点上他跟病人亨利·莫莱森（Henry Molaison）类似。亨利直到逝世都以名字缩写H. M. 出名。H. M. 的脑部"事故"源于一次实验性的外科手术，这本是为了治疗他的严重癫痫症状而实施的，在术中他的海马体被整个移除，这虽然治好了他的癫痫症状，但也让H. M. 自从1953年手术之后就无法形成新的记忆，一直到他2008年去世。跟K. C. 不同的是，H. M. 能想得起他曾经去过康奈狄克州的哈特福，还在那儿骑过自行车。他们两人都能记住事实性的信息，但K. C. 无法在回忆过去时感到身临其境，这种差别恰恰说明了我们的记忆是多么精细的系统。

这两位著名病人，从他们本身的经历来说是不幸的，但对研究者来说却是蕴藏丰富，值得深入探索的宝藏。对他们的研究数不胜数，我上面列出的仅仅是一小部分。但他们却阐明了一个简单事实：记忆有许多种，而且这些不同种类的记忆显然存储在大脑的不同部位。比如，破坏或者切除海马体不会影响已经形成的记忆，它们虽然由海马体生成，但在之后某个时间就会转移到更远的部位。然而海马体的损伤会导致像H. M 那样的问题——人们再也无法形成新的记忆。

现在我们可以把这种极端的记忆功能紊乱跟人正常衰老时记忆的缓慢衰退作对比。当我们变老，我们之中大部分人会觉得记性不如之前好了，但也不算太糟：你每天都忘记你把车钥匙放在什么地方了，但有些日子你又能记起超级摇滚乐团(Blind Faith)的贝斯手是谁。[1]记忆力衰退如此普遍，几乎是日常生活的一部分，让人懊恼却广为接受，但我们对它的了解仍然远远不够。

我提到过的那两种记忆：情节记忆和工作记忆，也都会随着时间流逝变得越来越差。语意记忆，即对事实的记忆倒是不怎么会褪色，尽管在重新提取这些记忆时有时候需要更长时间。

最近切尔莉·格莱迪（Cheryl Grady）和她的同事在多伦多大学的罗特曼研究中心做了一项研究，她们要同时观测同一个人在同一时刻3种不同记忆的情况。在她之前还没有人做过类似的研究。[2]

在这项研究里，研究者把记忆分得更细致，"情节记忆"和"自传性记忆"也被区分开来：自传性记忆是关于你曾经拥有的时光，回忆起来你会有昨日重现的感觉；而情节记忆除了包含自传性记忆，还有对过去几分钟或者几小时内（多数是在实验室条件下）自身经历的记忆，这些记忆不太可能长期留存，转到自传性记忆里去。例如有天你停车，结果车陷到阴沟里去了，这是自传性记忆；你10分钟之前把车停在什么地方，这是情节记忆。这种记忆之后几乎不会出现在自传性记忆里。

这项研究清晰地展示了我们变老之后会发生什么。她们让被试看一系列图片，而且给他们一段简短的说明，让他们能够把注意力集中在最突出的部分：比如"爷爷""飞机"和"贫穷"。然后她们会向被试提问，每个问题都对应不同记忆系统的测试。比如对语意记忆提问可能是："谁是世界上第一位飞机驾驶员？"而关于自传性记忆的问题就可能是："你第一次坐飞机是在什么时候？"测试情节记忆的话，要问："你刚才看到的飞机是什么颜色的？"。前两个问题

1　是吕克·格雷奇。我知道这个问题太过简单……

2　St-Laurent M. et al: "Influence of Aging on the Neural Correlates of Autobiographical, Episodic and Semantic Memory Retrieval". *Journal of Cognitive Neuroscience* 23(12), 2011 pp. 4150-4163.

会给出不同选项，被试可以按正确答案对应的按钮。对自传性记忆的问题来说，显然没有标准答案，但这时她们会要求被试回忆一件事，评价它的生动程度。所有被试都在MRI[1]监测之下完成要求的任务，这样他们大脑的激活方式也会被记录下来。

正如之前假设的那样，年轻人（大多数都是20多岁）和老年人（60~80岁）在回答关于语意记忆（一般知识）的问题时，大脑的活跃功能区基本是一致的。但回答自传性记忆和情节记忆的问题时，两组人的差别就非常明显。老年人的大脑活动比较弥散，没有明确的激活区域；有些脑区在老年组参与回忆过程，但在年轻组根本没有被激活。这种大脑活动的模糊或者弥散，至少在之前测试这两种不同记忆类型的研究里，也曾经被其他人观测到。但这项研究的特别之处在于它在同一个人身上测试全部3种不同的记忆类型。现在我们可以比较肯定地说，在同一个大脑里，有些种类的记忆需要激活更多脑区，另一些则不用。而如果比较年轻人和老年组，在重新提取同一种记忆时，老年组需要更多脑区参与。这就清楚地说明了变化确实是随着年龄增长产生的。

在衰老的大脑里发生了什么？老年人需要激活更多大脑区域，说明他们试着用这种方式代偿大脑功能的衰退，这是年轻人大脑根本不需要的补救措施。在某些测试条件下，这种补救措施还有效：利用已经建立起的神经回路，重构出新的、更广泛的神经联结，老年人有时候能跟年轻人表现得一样出色，但也许这也是一种绝望，一种注定徒劳的尝试。例如，在一项类似的研究里，老年人要用语言讲述他们的个人故事(而不仅仅是在大脑里回想当时的情景)，他们比年轻人更偏重陈述生活中常识性的东西，而没有给出多少有个人特点的信息。属于个人的独特细节根本没有，通篇是大片大片语意式的知识。这些知识倒是人老了之后也通常能在记忆里保存得完好无损。老年人对个人特点的记忆远不如年轻时那么丰富细致——他们完全不记得了。这到底是诅咒还是福利，我还是交给读者来评判吧。

1　MRI（Magnetic resonance imaging）核磁共振成像。——译者注

另外，当我们开始衰老，很不幸记忆并不是唯一衰退的功能。衰老的大脑也需要比原先更多的时间来处理信息。单纯从速度来看，我们最好的时候是年轻时。老年被试在需要集中注意力时，也更难忽略干扰因素的影响。更让人惊讶的是，老年人会做出更多错误的决策，尤其是在决策跟风险有关时。在实验情境下被要求决策，要么参加赌博，有1/10的概率能赢得20美元，要么直接拿走10美元。青少年（以往研究都认为他们倾向于冒险）和超过65岁的成年人更倾向于选择赌博。无疑这种事情在实验室之外也会同样上演。

衰老大脑的这种功能减退到底是因为什么？一种是因为脑容量的逐渐减少，即，我们的大脑随着时间变化其实是越来越小的，但这种萎缩并不均匀——有些区域比另一些区域萎缩得更厉害。例如前额叶皮层，它曾经是精神外科实施脑前额叶切除术的目标区域，不仅每十年它的体积就会减少5%，而且衰减从20岁就已经开始了！大脑的衰老过程，通常我们对60岁之后的情况要比对之前几十年了解得更为清楚，但这不得不说是个例外。

一个有点让人疑惑的发现是，海马体，也就是H. M.和K. C.大脑受损的那个部位，却没有随着前额叶皮质的大量萎缩而相应减少；海马体有些部分甚至根本不受时间影响，一点也不会萎缩。（讽刺的是，这些部分恰好是阿尔茨海默症受损最严重的地方）。

在海马体里，更让人惊讶的是树突，也就是神经元用来接收神经冲动的"手臂"，似乎一直到90岁以上也能持续更新。而与此同时，记忆力却在全面衰退，尤其是在形成新的记忆的能力上更是如此，意味着海马体的功能其实已经受损，这就让情况更加扑朔迷离。更细致的研究解开了这个谜团，人们发现，虽然有些部分不受影响，但是海马体作为一个整体，它的体积随着时间流逝确实在不断减少。损失的体积在年轻时并不严重，但在60岁之后就很成问题，到了70岁，它每年大约会减少1%的体积。

要想理解大脑随着时间体积逐渐减小的问题，我们需要了解大脑的主要组成结构，神经元。每个神经元都有一个主细胞体，这是一个椭圆形的囊状结构，里面有细胞核和其他有关的细胞器，但神经元跟我们身体里的其他细胞不同，它还有延伸出去的部分，一个是轴突，比细胞体要细，它可以伸到很远的地方（在细胞尺度上）跟其他神经元形成联结。（据估计，六度空间理论也适用于我们大脑里的神经元——它们互相之间的联结都不超过6步。）它们之间的联结并没有真正接触，而是只是两段离得非常非常近：一个神经元的轴突和另一个神经元之间的距离仅有百万分之一寸（三千分之一毫米）。神经冲动的电流顺着轴突到达细胞末端，然后在那儿从电冲动转化成了化学反应。许多被人们称作神经递质的分子跑到细胞表面，跟细胞膜融为一体，释放出内部的神经递质，一次就有上千个分子。它们飘来荡去，在这点微小间隙里互相推挤着，最后嵌入到另一端的受体之中。当前面的神经元释放了足够数量的正确受体，那么后一个神经元就会被激发，产生冲动。听起来这是个很机械化的连锁过程……但在如此狭小的空间里进行的每个步骤，就会最终形成各种变化和不同类型，构成我们能够思考的大脑。

轴突释放神经递质，"树突"则是用来接收它们。每个神经元只有一个轴突，但却可以有上百个短小的树突，每个上面都有许多神经递质的受体结合点。据估计，我们大脑中每个神经元都可以跟10 000个左右的神经元互相交联，因此每个单独的神经元都可以接收、衡量并传递大量信号。而我们大脑里的神经元有几百亿个。

不用说，我们的大脑里其实十分拥挤：它实际上拥有860亿个神经元，还有至少同样数目的胶质细胞，它们的具体功能我们至今还不清楚。曾经我们以为它们只是对神经元起辅助作用，现在更新研究显示，它们也积极参与了大脑的思维功能。请你设想一下，比如大脑后方的神经元不仅跟邻近区域的神经元相互联结，还可以跟更远的神经元产生联结，你就能明白这些联结到底有多么让人震撼。最近，一项名叫大脑（Big Brain）的国际合作项目发布了人类的大脑地图，详细程度史无前例，精细到了每一个细胞；现在的挑战是怎么去利用它，怎么找到合适的方法来处理其中包含的海量信息。

无论在海马体还是在其他地方，脑容量随时间减少最重要的一点不在于神经元的死亡，而是它们的突触消失。我们会自然而然地以为神经元的死亡才是最关键的，至少有流传了很多年的说法宣传，每喝醉一次就会摧毁大量神经元，通常他们说的数字是10万个——这其实是个漏洞百出的伪科学结论。首先，没有任何证据能证明它是事实；其次，就算它真的发生，这么一点点神经元的死亡我们也根本注意不到。一个成人的大脑里有860亿个神经元呢。在我们的大脑皮层（负责"思考"的大脑结构），就算没有酒精的影响，神经元因为自然原因也会死掉，速度高达每秒一个！合算起来就是每天8.5万个。这还只是"正常情况"。按这个速度日积月累，从20岁到90岁，我们就会失掉差不多10%的大脑细胞。

所以其实细胞死亡不算什么，突触的消失才是问题所在。它消失的速度被大概估算过，如果一个健康人能活到130岁，那么他会失去40%的突触，这个比例已经足够显著，他会跟阿尔茨海默症的患者们一样：虽然没有斑块或者神经缠结，但表现出各种痴呆症状。这是人类寿命如果真的能延长到这个程度时我们值得考虑的问题。

失去突触意味着神经元不能再互相交联。在我们大脑里，神经元形成的各种联结不计其数（860亿个神经元，每个都能跟1万个其他神经元联结起来）但衰退还是一路直下。加上还有可能的其他问题：被磷脂覆盖的"大脑白质"也在逐渐减少，会影响神经元交联的效率，但大脑衰老的主要问题还是突触的衰减。

这是所有研究工作里最让人激动的地方。突触是怎么消失的，在这儿都发生了什么？它们是发生故障，自杀，还是先是被过度触发然后瓦解？最直接能想到的是突触崩塌，树突从轴突上脱离下来，细胞体解体。但实际上整个过程比想象的更奇怪更有趣。它让我们放弃了之前对神经元的单纯设想，认为它只是一个简单的拖着轴突尾巴的细胞，神经信号在里面穿行，还有一些树突用来从其他神经元的轴突那里接受神经冲动。但其实它要复杂得多：一方面，轴突在末端可以分叉，这样就让它的功能更为复杂；与之类似，但更让我们印象深刻的是树突的数目繁多，一个细胞足有成百甚至上千条树突，它们无处不在，一起组成一个枝丫密集的树型细胞。

　　　　　　　　　　　　　记忆的终点：关于阿尔茨海默症的自然史

我们可以把观察的视角再拉得近一些，集中到一条单独的树突上去。请把它想象成一根拉长的管子，然后我们从右到左打量它。树突纵长的表面上杂乱地散落着一些被称作"树突棘"的小芽。从小鼠实验里我们知道，当它们学什么新东西的时候，比如走一个新的迷宫，这些树突棘的数量就会大幅增加。但随着时间延长，大部分树突棘还是会消失，只有很小很小的一部分才能保持终生。然而对小鼠来说，早年形成的那些树突棘是可以一直维持的，加上每隔几天就会增加一些，哪怕数量很少，也已经可以让大脑里大部分的树突棘都能维持终生。

我们至少发现了3种树突棘："细长型""短粗型"和"蘑菇型"。短粗型的最为神秘；蘑菇型的大头细干，非常结实，而且它一旦形成就会保持很久；细长型的树突棘却不一样，它们时而出现，时而消失，可能再次形成，也可能就不会了。通过动物实验，我们能看到大脑前额叶皮质里细长型树突棘如何随着时间变化，以及这些变化跟衰老导致工作记忆的改变密切相关。在人类和灵长类动物的大脑里，有一块被命名为"46区"的特别区域，它对工作记忆来说至关重要。当人或动物开始执行所谓"延迟配对"测试时，这部分脑区就会被激活。请你想象一个4×4的正方形，大概类似一个国际象棋棋盘的1/4那样。这16个小格子被随机涂上了红色或黑色。测试开始，你会看到16个格子都是什么颜色，然后这些格子消失，再出现，每个格子的颜色可能跟之前不同，你要做的就是挑出哪些格子的颜色跟第一遍看到的是相同的，哪些是不同的。而当你（或者一只恒河猴）努力回忆格子的颜色时，你们的"46区"就被激活。

它的活动性随年龄而减弱，意味着我们准确挑出格子的能力越来越差。在动物实验里，它们测验的准确度逐渐下降，跟细长型树突棘的消失成正比——随着衰老，细长型的树突棘会减少高达1/3。这也意味着细长型的树突棘确实在工作记忆里起着重要作用，一旦它们随着时间过去逐渐消亡，就会直接削弱工作记忆。认为细长型树突棘在如此短的时间内完成生长壮大、萎缩至消亡的过程跟工作记忆的需求有关，这种观点也非常有趣。对于工作记忆来说，感受、理解和回应那些转瞬即逝的感觉输入信号才是最重要的。

一切让我们脑内的树突棘随着时间减少的因素都会显著地影响我们存储新的记忆、保持高效工作记忆的能力。我们原本的"健康衰老"过程在这一刻画下了句点：当神经元失去树突棘，或者任何类型的突触，它们就更倾向于受到阿尔茨海默症或者其他类型的痴呆症进程的影响。阿尔茨海默症最早的病理变化就是突触的丧失——随之而来的是神经元的死亡。维持突触健康、延迟它们的消亡也许是另一条推迟甚至预防痴呆发病的成功途径。

第八章　斑块和缠结

1906年的春天，经历了一系列辛苦的染色制备工作之后，阿尔茨海默终于在显微镜的镜头下看到了奥古斯特·D切得比纸还要薄的大脑切片。他看到的是破坏之后的一片狼藉。首先是神经元——大脑细胞的数量大量减少。但他的注意力马上就被另外两个非常不寻常的特质吸引了过去。一个是在所剩无几的神经细胞之间散落着许多深色的斑点。阿尔茨海默把它们命名为"斑块"。尽管结构似乎略有不同，但它们基本上都是深色的圆形沉淀物。比这些斑点更奇怪的是一些"缠结"，那是在神经细胞内部沉积的一些互相交缠的纤维，从阿尔茨海默的图绘笔记上看，它们就像是一绺绺毛糙的头发缠在一起，伴着零零碎碎的细胞碎片。有人把它们描述成"火焰状"。它们是神经元死亡后残存的痕迹。有时候，它们也是代表神经元曾经在这存在过的唯一遗迹。

他观察到了斑块——这没什么大不了的。之前也有人看到过这样的斑块。布拉格的奥斯卡·费舍（Oskar Fischer），一位在阿诺德·皮克竞争对手的实验室工作的科学家，就在几乎跟阿尔茨海默同一时间发布了他的观察结果：几例痴呆症患者的尸检发现，大脑里面充斥着斑块。斑块本身并不独特，但斑块跟神经缠结一起出现，再加上背后潜藏的痴呆症，就是另一回事了。

这还只是开始。一直到100多年后的今天，斑块和缠结还是我们诊断阿尔茨海默症的特征性标志。当然，疾病表现可以有许多变化，几乎穷尽了各种可能的排列组合：只有痴呆症而没有缠结的，比如约翰·F；或者痴呆表现差不多，有神经缠结但是没有斑块的；或者大脑里既没有缠结也没有斑块，但是临床表现出痴呆症状的；甚至还有感知能力与正常人无异，但是大脑里斑块和缠结统统具备的。无可否认，阿尔茨海默症确实有时候混杂难以诊断（这也是20世纪中期精神病学家认为这种病不止是源于细胞异常的原因所在），但是大部分患有阿尔茨海默症的患者大脑里都显示斑块和缠结的存在。这两种异常的存在提出了关于阿尔茨海默症的关键问题：它们是怎么出现在大脑里的？它们又怎么能致病？最为重要的是，两者之中哪一个更重要？甚或其实两者都不重要？尽管我们在相关研究上投入了大量的资金，但直到现在上面的这些问题还没能有一个完整而确定的解答。

斑块和缠结存在的位置不同。斑块分布在神经元——我们人类大脑里的主要细胞(但绝不是唯一也不是最多数的细胞)之外，而缠结则出现在神经元细胞体里面。数十亿个神经元细胞组成的神经网络，是我们可以感知身边的世界，做出决策、思考、感受，形成人生阅历的基础。我们之前说过，基本的神经元其实很简单：一个主细胞体，一条长长的轴突用于跟其他神经元细胞相联结，还有上百个树突，可以接受更多来自不同神经元细胞的信息。但就像所有简介一样，我们在这也省略掉了一些重要内容。

例如，如今我们感兴趣的是，在这些神经元表面发生了什么。它们的表面随时都在变化——起伏波动，微光闪烁，看起来像是一片种满奇花异草的花园。这些奇异植物是神经元日常需要的那些大分子的集合，它们之中有些负责探测附近的信号分子，帮助它们进入细胞内；有些负责阻挡坏分子，哪怕它们能够伪装自己骗过其他分子让它们进入细胞内——比如病毒，还有一些从细胞内把大分子打包带出去，或者修剪大分子，让它们能够活化行使功能。正如我上文提到的那样，在神经元表面发生的最重要的事情之一，就是在突触部分释放或者接受神经递质。

绝大部分的大分子，要么全部是蛋白质，要么也至少有一部分是由蛋白质构成。蛋白大分子是我们生命的主力军：不管你关注的是哪一个生物进程，几乎可以确定的是，蛋白质在其中起了核心作用。它们可以在其他蛋白质的帮助下组装起来，成为各种功能分子的建筑材料；它们可以很坚固，也可以很柔韧，可以巨大，也可以微小至极，可以很稀有，也可以很常见。所有蛋白质都是由一些叫作氨基酸的基本单位组成的长链，但在几分之一秒的时间里，这条长链就会折叠成独特的形状：薄片、小卷或者其他三维立体的形状。它们内部充满各种紧凑的盘旋扭曲，由于长链上亚基跟亚基之间互相吸引或者排斥的力的作用，它们向自身折叠形成一个类似球形、表面凸凹不平的形状。虽然人们一般认为，每个蛋白质都有一个最稳定的构型，但其实它们之中许多，或者可能绝大部分，都还可以以其他一些构型存在。这是一个我们从宏观角度无法比拟的世界。

让我们回到斑块上来——它是阿尔茨海默症在大脑的标志性现象。斑块其实是蛋白质大分子的沉淀物，它们被神经元从细胞里踢出来，然后聚集起来。这些蛋白质大分子不幸被命名为"淀粉样蛋白"，因为给它们命名的科学家鲁道夫·菲尔绍（Rudolf Virchow）从染色结果判断它们是淀粉类物质。虽然后来人们发现它们确实属于蛋白质无疑，但重新更名已经太晚了。淀粉样蛋白有独特的三维结构，可以促使它们相互黏在一起，所以它们通常存在的状态就是紧贴在一起的聚集体，跟疾病的某些进展过程密切相关（因为大部分时候都一定会检测到它们的存在）。淀粉样蛋白只是里面的核心成分，除此之外，斑块里还有各种垃圾：其他蛋白、破损的轴突碎片和死去神经元的树突，有时候斑块周围还环绕着其他类型的脑细胞。

尽管是沉积在细胞以外，但实际上斑块产生于细胞内部。通常在突触的部分有种蛇形的蛋白大分子，迂回穿行在神经元细胞外膜上，直到一部分在细胞之内，一部分在细胞外，还有一小段嵌在细胞膜里。这种蛇形的大分子叫作APP，淀粉样前体蛋白。这种蛋白很有趣，因为尽管我们还并不很清楚它在神经元的正常功能里起什么作用，但显然它的功能不止一种。APP分子产生于神经元的主要部分——细胞体里，然后沿着轴突飞快地被传送到了突触。它在全长状态时就有功能性，全长意味着一条长达700个氨基酸的长链。但鉴于自然的经济性，它非常万能。一旦插入到神经元细胞外膜的合适位置，它就被剪切成小段，剪切的位置也是之前预设好的。这些短小的片段会从细胞里被释放出去，行使一些附加功能。

剪切 APP 蛋白的过程里需要特制一些酶（也是蛋白质分子）。这当然容易理解，但有时候需要剪切的部分在 APP 分子中间——这部分藏在细胞膜内侧——名叫 beta 淀粉样蛋白，也可以缩写成 A beta 或 Aβ。换任何一个其他情境，这都可能会是 APP 蛋白最让人感兴趣的特点，因为酶通常不会影响一个跨膜分子埋藏于细胞膜以内的部分，但更引人注目的是 β-淀粉样蛋白是阿尔茨海默症里斑块的主要成分，这些被切下来的蛋白质碎片折叠成某种特殊结构，更有利于它们互相黏在一起，能被一起释放到细胞以外。这种释放机制能够保证数百万这样的碎片黏附在一起，在细胞里形成一个看得见的聚集体——斑块。

需要注意的是：这只是对斑块如何形成最简略的勾画，其实整个过程还有许多难解之谜。斑块里面还有来自周边细胞的其他碎片，这些本该出现在那里的细胞却让人沮丧得不见踪影。这些细胞有时在大脑里数量惊人，但并没有显示出什么明显作用，它们也几乎从未被任何阿尔茨海默症疗法列为针对目标。尽管如此，迷雾缠身的斑块依然是阿尔茨海默症病程中最重要的两大特质之一。

另一个特质是神经缠结。跟斑块不同，神经缠结源于神经元内部。它们也由蛋白质组成，只是这里的蛋白质是一种名叫微管相关蛋白（tau 蛋白）的分子，它通常用来辅助神经元形成并保持自身形状。我们前面讲过，神经元只有一个细胞体，但有很多枝枝丫丫：大脑里神经元的职责就是调控自己树突和轴突的数量及长度。通过这些树突和轴突，一个神经元能够跟其他神经元建立联结，组成一个神经元网络。而要实现这些功能，神经元自己就得有一个内部骨架，它不仅要能够支撑得起整个结构，提供稳定性，还得有足够的灵活度，能让这些"枝丫"肆意延伸，改变方向。在神经元细胞里，是微管构成了内骨架，让这些功能得以实现。

但只靠微管也是不够的，现在是 tau 蛋白上场的时候了。tau 蛋白能够稳定微管；微管上结合的 tau 蛋白越多，它就越是坚固不易变形。少量 tau 蛋白和微管会脱开结合，然后再重新组装起来，以适应细胞的即时需求。如果细胞需要的是强度最大，那么tau蛋白结合得越多越好。但如果细胞此时需要更多灵活性，比如在胎儿大脑里，神经元还在不停分裂，相互联结，形成新的突触，那么微管结构就得跟得上变化，tau蛋白也不是越多越好。所以有许多可逆性的细胞机制，它们要么促使tau蛋白跟微管结合，要么把它们拆下来。这部分调控有些是通过给tau蛋白增加或者减少磷酸基团修饰来实现的，胎儿大脑里面磷酸化过程进行得轰轰烈烈，奇怪的是，冬眠动物大脑也是这样。我们还不知道为什么那些会冬眠的动物，大到黑熊小到仓鼠，在进入冬眠的时候都在大脑里疯狂地把tau蛋白磷酸化——它们的大脑此时应该需要更少的灵活度，而不是更多才比较合理。

无论如何，磷酸化的机制一旦调控得当，它就是可逆的：随着胎儿大脑逐渐成熟，这种高水平磷酸化的现象也逐渐消失；冬眠动物苏醒过来之后也会经历同样过程。但在人类大脑里，到了中老年阶段，tau蛋白磷酸化会变成一个不可逆的失控过程。经过磷酸化修饰的tau蛋白大量堆积，最终形成爱罗斯·阿尔茨海默看到的那些神经缠结。它们之中的某些是神经元细胞的残余骨架，有时被叫作"墓碑"缠结。

阿尔茨海默当时发现的两个特征，如今还是以他的姓名命名的这种疾病的标志性症状。但不能不提的是，他是在100年前做出这些工作的，那时候大多数我们现在耳熟能详的精神疾病，比如双向情感障碍（之后被称为躁郁症）和精神分裂症，它们的特征也才刚刚被人总结描述出来。尽管阿尔茨海默清楚地看到了他的病人大脑里的斑块和神经缠结，他却对它们的确切作用一无所知，也压根不了解它们到底是由怎么样的一系列事件导致的。可他又怎么能知道呢？这些对我们现在也还是未解之谜。目前一个重要的研究方向就是针对斑块与阿尔茨海默症之间关系的。

20世纪60年代的结论性研究表明，斑块和缠结确实与阿尔茨海默症密切相关，而这也成了派系竞争的开端：一边是支持淀粉样蛋白是病程起始的科学家们；另一边是坚称tau蛋白才是关键因素的反对者们。在这一场延续数十年，目前还在持续的辩论过程中，人们一度开玩笑地说这已经成了一场tau蛋白和beta淀粉样蛋白信众之间的类宗教辩论——"蛋白道"大战"淀粉宗"。[1]

如果它们之间真的有什么关系的话，那么显然重要的是去弄清楚它们是怎么相互关联的。它们之中哪一个更占优势？它们之间是相互依附的关系吗？一旦我们弄明白了这里面的关联，那么之后的治疗方法也可以更具有针对性。

那些认为beta淀粉样蛋白是疾病关键的科学家们迅速采取行动，提出了淀粉样蛋白级联假说。假说的内容顾名思义：因为淀粉样蛋白在神经元细胞周围积累到一定程度之后，积累的量会达到饱和，而一旦超过这个极限，大脑就会表现出明显损伤征象，痴呆也随之而来。但损伤究竟是怎么发生的还仍然不清楚。是淀粉样蛋白激发了神经缠结的形成，然后这两者一起导致了损伤？还是斑块先导致了损伤，然后剩下的各种碎片剩余物形成了神经缠结？

一项支持淀粉样蛋白假说的研究利用正电子发射计算机断层扫描（PET）技术检查疑似患有阿尔茨海默症的病人，第一次扫描之后再过几个月重复监测，就可以确定组织萎缩的速度。在检查时，他们也会给病人注射一种已知能跟斑块相结合的化学制剂，它可以随着血流进入大脑。结果非常清晰明了：萎缩最严重的大脑区域就是斑块最集中的地方。作者自信地宣称："（这一结果）为淀粉样蛋白沉积在阿尔茨海默症发病机制中的核心作用提供了依据。"[2]然而，你也可以争辩说因为他们根本没有探测神经缠结，所以也不是没有可能，他们也能在细胞损失最多的区域看到最多的神经缠结。这样一来，损伤到底是从谁先开始还是不清楚。

这些发现也跟另一项研究结果不相符。阿尔茨海默症病人的大脑尸检结果显示，病人生前展现出的痴呆程度和大脑里神经缠结的数量相关，而与斑块的数量无关。作者们也指出，神经缠结总是聚集在那些我们已知最先被影响、损

---

1 Tauists 和 BAptists 双关用法，既可以指分别支持两种蛋白致病机制的科学家们，也指道教信众和基督教浸礼宗教友。——译者注

2 Archer, H. A. et al:Amyloid Load and Cerebral atrophy in Alzheimer's Disease:An 11C-PIB Positron emission Tomography Study. Annals of Neurology July 2006: 60(1)145-147.

伤也最严重的脑区，而斑块沉积和这些脑区之间的关联却并没有那么强。[1]

实际上这是阿尔茨海默症最有趣也最具挑战性的问题之一。一方面，神经缠结不止堆积在我们观察到的大脑损伤最严重的部分，它们增长的速度也跟最显著的行为缺陷，比如记忆力下降成正比；而另一方面，斑块至少从表面上看似乎是随机散布在大脑表面的，有时候甚至有点莫名其妙。至少之前人们是这么以为的。如今，新的证据层出不穷，我们逐渐发现，那些斑块附着的区域正是大脑已知的"默认"区域。[2]这是一片片广泛却互相隔离的区域，当大脑处于空闲状态时，它们最为活跃。大脑的空闲状态意味着我们没有积极投入到阅读、解谜或者谈话等活动中，而可能只是做做白日梦。但这些默认区域正是阿尔茨海默症里病变最先发起攻击、斑块沉积最先出现的地方。多么奇怪！两种深具诊断意义的病理性沉积，看似密不可分，但其实它们在大脑里各有独特的分布模式。

我可以再引述许多研究，在区分斑块和神经缠结问题上各执一词：这正是理论争鸣的原因所在，也是因此，阿尔茨海默症的两种病征——斑块和神经缠结，相比而言哪种更重要还无定论。这并不是一场单纯的学术争论——如果我们希望找到一种有效的治疗方法，它就得能针对性地治疗病因。而目前看来，渐渐显露的趋势是，我们最终的治疗目标可能既不是斑块也不是神经缠结。

但这怎么可能？这里的核心观点是，疾病的发展是一个过程。我们现在已经有了足够证据证明，我们所有人的大脑里都会至少积攒一点斑块或者缠结，而且这个开始的时间点比我们通常以为的要早得多，大概在三四十岁的时候就开始了。这并不是说我们所有人都无法逃脱达到诊断标准，被诊断为阿尔茨海默症的命运；也不是说如果我们大脑里有许多斑块或缠结，我们就一定会变得痴呆。无论如何，事实上斑块和神经缠结其实是一系列漫长产生积累过程的终

1　Arrigata, P. V. et al: "Neurofibrillary tangles but not senile plaques parallel duration and severity of Alzheimer's disease". *Neurology*, March 1992: 42(3):631-639.

2　Buckner, R. L. et al: "Molecular, Structural, and Functional Characterization of Alzheimer's Evidence for a Relationship between Default Activity, Amyloid, and Memory Disease". *The Journal of Neuroscience* 25(34)2005 pp. 7709-7717.

产物。斑块来自神经元抛弃的淀粉样蛋白，神经缠结是神经元里积累下来的那些多余失效的tau蛋白。现在还不甚清楚的是这些终产物到底能不能触发疾病导致损害。

已经有许多证据可以证明，一旦你在大脑里看到斑块或者神经缠结，那就已经太晚了：损伤要么已经造成，要么至少也势在必行。目前我们还没法给出一幅清晰的画面，描述之后会发生什么，但如果把所有当前的研究成果放在一起，那么大概会是这样一幅图景：脑细胞开始产生大量beta淀粉样蛋白，它们被排出细胞，积累在细胞间隙里面。这些淀粉样蛋白还没有形成斑块，它们只是三三两两，或者十几个结成短链的淀粉样蛋白分子。对于这些斑块前体的重要性学界依然有争议，貌似仅凭目前的状态，它们已经可以造成神经突触的损伤。（而大脑衰老时最开始出现的是突触退化，而不是神经元死亡）。阿尔茨海默症的风险人群其实在出现明显症状之前许多年就有了轻微的认知能力缺陷。有点让人迷惑的是，有种斑块的前体物质叫作A*56，是一条有12个小单位的链状结构，它出现的高峰期早于任何能够监测到的智力减退症状（几乎要早上20年左右），而一旦疾病现身，这种前体物质反而稀少。到底发生了什么？如果它们是从短链变成了斑块（反正它们之间非常"黏"，本来也容易黏在一起），那么斑块就只是一系列化学反应的终产物，跟病因挂不上钩——真正的疾病早在几个月或者几年前就开始了。量化斑块当然仍然对诊断有意义，但着手处理它们就没多大用处。实际上，也有人认为铲除斑块可能正好帮了倒忙，因为这样，那些短链的beta淀粉样蛋白就又被释放出来，而它们才是真正具有破坏性的一群。

需要指出的重要一点是，许多研究者都不认同这种论调，也有很多阿尔茨海默症的实验性疗法，要么试图预防beta淀粉样蛋白的过量产出，要么试图遏制进一步的下游反应，即摧毁斑块。这些疗法至今都没有成功。

如果斑块仅仅是损伤已经造成的标志这个假设成立，那么对tau蛋白，我们是否可以做出同样的判断，认为它组成的神经缠结也是损伤过后神经元细胞里的可见症状？也许重要的并不是神经缠结是否出现，它反正只是从微管释放出的 tau 蛋白组成的卷曲的线，重要的是它一开始被释放出来的事实，意味着也许神经元，尤其是突触，已经开始崩塌解体。对于这种说法也有一些支持的证据，tau 蛋白也有一些形成缠结之前的前体形式，那是一种更小、更简单的架构，它至少触发了神经元死亡的开端：首先，就算是在阿尔茨海默症病人的大脑尸检里，神经缠结的出现也显示出神经元不断丧失的痕迹，死亡的神经元数量远远超过神经缠结出现的数量。这暗示着——虽然也只是猜想——某种更小、还无法被监测到的神经缠结类型可能参与其中。

我们还可以问一个更基本的问题：到底是 tau 蛋白从微管上分离下来造成了问题，还是因为它聚集起来产生了毒性？当然也有可能这两种说法都是对的——细胞骨架上的 tau 蛋白丧失和它在细胞内的聚集对一个已经混乱不堪的细胞来说都是雪上加霜。

在整个故事里还有最后一个悬念：β - 淀粉样蛋白和 tau 蛋白是怎么联系起来的？它们怎么就能被称为"致病双人舞"？[1] 我之前也提到过，这两者之中，谁在阿尔茨海默症的发病机制里更为重要还存在争议。虽然目前大多数学者还都倾向于淀粉样蛋白才是最关键的第一步，但有没有一种假说，可以把这两种争议都收归一统，令人信服？

类似的问题引领我们走向研究前沿，大量研究成果来源于基因修改的小鼠。虽然这些结论意义重大，但要把它们从啮齿类推广到人类身上还需要谨慎从事。我们可以通过修改小鼠的基因，让它们也具有跟人类类似的基因，产生 tau 蛋白，或者淀粉样蛋白前体，或者两者都产生。再次提醒，我们当然需要以谨慎的眼光审视这些结果，但这些从小鼠身上得到的结果的确非常有意思。

是淀粉样蛋白驱动了整个过程吗？答案是很有可能：无论是通过直接注射充斥斑块的脑组织匀浆，还是通过基因改造，小鼠一旦具有大量淀粉样蛋白，就会生产有害的那类 tau 蛋白，看起来就像是一个反应激发了另一个。这个过

---

1 Ittner, L. M. and Gotz, J.: "Amyloid-β and tau--a toxic pas de deux in Alzheimer's disease." Nature Reviews Neuroscience 2011 Feb;12(2):65-72.

程反过来却不成立——过磷酸化的tau蛋白对淀粉样蛋白完全没有影响。[1]另一方面，缺乏tau蛋白对应基因的小鼠对淀粉样蛋白引发的损伤更不敏感，这就说明了tau蛋白是损伤过程中一个活跃的介质。[2]想要把这两方面结论结合起来是件不容易的事，因为阿尔茨海默症里一个最经得起考验的事实是，在痴呆病人的大脑里，斑块和神经缠结分别出现在不同时期，分布区域也各不相同。

至此，我们也只能说，beta淀粉样蛋白和tau蛋白都在阿尔茨海默症的致病机制里发挥着重要作用，至于到底它们的作用是形成终产物，也就是阿尔茨海默当年看到的斑块和缠结，还是形成某些更加难以识别的上游分子，仍然没有定论。这些问题都非常重要：考虑到研发新药投入的资金，为新药选择正确的靶向目标才是最重要的。而且现在也并没有排除在这两者之外还有其他候选者的可能性。更多的我们会在抗阿尔茨海默症药物一章里讨论。而就算斑块和缠结是靶向药物可以选择的目标，也有一些令人不安的证据显示，这两者与阿尔茨海默症并无直接关系。它们可能只是在大脑里聚集起来，但并不会引发疾病。美国一项在修女里进行的独特研究就为这一论断提供了最清晰不过的证据。

1　Bolmont T, Clavaguera F, Meyer-Luehmann M, et al. Induction of tau pathology by intracerebral infusion of amyloid-beta-containing brain extract and by amyloid-beta deposition in APP & Tau transgenic mice. *Am J Pathol* 2007;171:2012–2020.

2　值得质疑的还有，经过基因改造没有tau蛋白对应基因的小鼠怎么就都能活下去？毕竟，tau蛋白的功能是支撑神经元的细胞骨架。诚然，缺乏tau蛋白的幼年小鼠看起来(至少从我们的角度)是正常的，但更年长些，小鼠就会表现出攻击性，记忆力缺陷也会显现出来。显然有什么东西能保护幼年小鼠，但却会随着时间消失。

第九章　"只有晚上我才退休"

"只有晚上我才退休。"这是玛丽修女在101岁时说出的话。她是"修女研究"里面的一件至宝。20世纪90年代，戴维德·斯诺登（David Snowdon）博士和他的研究小组与圣母教育修女会合作，圣母教育修女会在美国一些州还保留有女修道院。修女们实际上同意了被放在显微镜下观察。她们的生活将会被量化记录，她们会经历一些脑力测试，最后她们的大脑会被解剖检查。她们会参与到一项长期的研究中，她们之中那些业已高龄的许多人都不会看到自己付出所换回的成果，但我们从这项研究中获得的知识，却能揭示许多关于衰老和痴呆的奥秘。

一共有678人签署了同意书，玛丽修女是第一个同意死后捐出大脑的人。她的特殊故事也让她成为了这项研究的代言人。她其实是个有点矛盾的人：某种程度上说，她是大器晚成（她一直到41岁才取得了高中毕业文凭），不过她从19岁就开始教书，一直到84岁才退休，离开她的教室。她活到将近101岁。她人长得十分娇小，身高1.37米，体重38.5千克，但她绝不是个羞涩的人。有些人甚至用"强势"来形容她。

在她去世前4个月，玛丽修女还做完了研究里定期的心理测试。[1]结果如下：在波士顿命名测试（Boston Naming test）里，她要说出简笔画的东西是什么，

---

1 David Snowdon, "Aging and Alzheimer's Disease: Lessons from the Nun Study," *Gerontologist* 37(2)(1997):150–156.

9/15分。另一项对实物的命名测试，8/12分。她还做了流畅性的测试，看在60秒之内最多能说出多少动物名字。她说出了8个，而其中7个都是在前15秒钟就想到的，包括所有常见的动物，像是猫啊狗啊的。然后她就筋疲力尽了。

在别人读给她听的10个词里，她能回想起3~4个。她在简短智能测验（Mini-Mental State Examination）里得了27分，而其实对她的预期分数只有4分。尽管85%的修女都要比她接受过更长时间的正规教育（而且普遍来说，教育水平越高，患上痴呆症的可能性就越小），她实际上比那些年轻10~15岁（也就是90岁或者85岁）的人在这些测试里表现得更好。如果你了解什么叫"油尽灯枯"，那她的这些表现就更是让人印象深刻。所谓"油尽灯枯"是临死之前几个月（或者甚至数年）健康状态的突然恶化。所以玛丽修女很可能在接受测试的时候比一般人要付出更多努力。然而她的头脑似乎到临死之前也非常清晰，让人吃惊的是，在她生命的最后10年，她的大脑总体功能几乎没有显示出什么衰退迹象。

所以，她是一个罕见的、几乎完全健康、快乐老去的例子，她机敏、快乐、专注、聪明。但当研究者检查玛丽修女的大脑时，他们几乎被惊呆了：她的大脑里满是斑块和缠结，尤其是海马区和大脑皮质的部分区域。这是阿尔茨海默症的典型征兆：她之前应该已经患上了痴呆。

她的大脑也非常小，仅有870克。当然她的人本来就娇小（去世的时候，她仅有约31.75千克）也是原因之一，另外考虑到她大脑里的斑块和缠结，也会造成组织萎缩和大脑变小。但她的认知能力却从来没有受到侵蚀。

这也是为什么，玛丽修女成了这项研究的封面人物。如果你像阿尔茨海默当年对奥古斯特·D那样，把她的大脑组织放在显微镜下观察，你能看到的景象大概也跟他当年看到的差不多。但玛丽修女不同于可怜的奥古斯特·D，她没有表现出病态。她到底是怎么避开损伤的？是因为她的大脑没有任何原因造成的其他严重的损伤——没有因为血管堵塞造成的脑组织死亡——还是另有别的原因？[1]

玛丽修女不是第一个展示阿尔茨海默症矛盾性的例子，有许多人也是这样，你觉得他们应该得了病，但实际上并没表现出来；或者你觉得他们没有问题，但他们却发展出痴呆症状。但她是最生动的那个反例。她的大脑抵御了几乎已成定局的疾病，这一事实让我们大开眼界。所以不奇怪我们会质疑，到底她是怎么做到的，我们能不能也逃掉？这理所当然就是修女研究和其他类似研究如此重要的原因。要不是因为这些研究，我们不会认识玛丽修女——也不会看到她的大脑——那么要把这些零碎的证据总结到一起就会比现在更为困难。

当然还有其他人。马提亚修女活到104岁，她的大脑里也有许多神经缠结，但她也一点不痴呆。马塞拉修女就好像是玛丽修女的翻版，她在简短智能测验里甚至表现得更好（她28分，玛丽修女27分），在延迟词汇回忆测试里得了满分10分里的8分，她在101岁时去世。但跟玛丽修女不同，她的大脑里非常干净。

博纳D修女的大脑里也是一团糟，从神经缠结的数量来看，她超过了研究里90%的修女，而神经缠结数量是预测阿尔茨海默症相对最好的指标。但她却完全没有受到影响，起码在我们能够评价的范围内完全没有。她85岁的时候死于心肌梗死，所以我们永远没法知道她最后会表现出阿尔茨海默症的症状，还是继续像当时这样维持正常。

我在这提到的例子都是些幸运的人，她们都成功克服了痴呆症的威胁，过着幸福健康的人生。然而显然这只是修女研究的一面。因为这项研究从20世纪90年代便开始进行，许多修女已经患上痴呆并且去世。为什么有人屈服于病魔，有人却能够幸免？在探索其原因的过程中，做修女研究的项目组发现了一个令人讶异，甚至可以称得上震惊的发现：一位修女在90岁高龄死于阿尔茨海默症的事实跟她在20岁时的写作技巧存在某种关联。有某种影响可以跨越时

1　有些人就像玛丽修女一样，他们的大脑里虽然有斑块和缠结，但是他们的认知能力却维持正常，现在我们有直接证据，这些人的神经元受到最大影响的是在它们被激活时的加速度。它们比一般神经元更大，它们可以长出新的延长部分，看起来也像是在抵抗，要么试着修复斑块或者神经纤维缠结积聚造成的损伤，要么重新建立神经环路来弥补已经造成的损伤。J. C. Troncoso et al., "The Nun Study," *Neurology*, 73(9)(2009):665–673.

间——长达70年的时间。一切故事都开始于那些短文。

1930年起，在圣母教育修女会的修道院里待过几年的年轻女孩子们，如果准备要离开，去社区开始教课，就要写一段短的自传介绍，一页纸，包括她们的出生地、父母、教育情况、兴趣爱好或者重要的生活事件，还要解释是什么影响了她们，让她们来到修道院的。

对这些短文的评价包括两个方面：语义密度（可以有多少信息能被经济实惠的塞进一句话里）和语法的复杂程度（这些句子里包括多少从句）。这两者分属不同的大脑功能。语义密度是语言表达的一个微妙特征，它的定量方法是测定每10个词能表达多少语义。[1]比如下面的例子：

"我于1913年3月24日出生在威斯康星州的欧克雷尔，在圣詹姆士教堂受洗。"

这一句话里面涵盖了7条语义："我出生""出生在威斯康星州的欧克雷尔""生于1913年3月24日"等等。这句话有18个单词，表达了7个语义，所以是每10个词3.9个语义，相应的语义密度是3.9。

相比之下，下面这段话的语义密度更高：

"我生命里最幸福的一天是1920年6月，我的第一个圣餐日，[2]那时我才8岁，4年之后的同一个月，我被D. D. 麦克咖维克主教施行坚振礼。[3]1926年我八年

---

1 D. Snowdon et al, : "Linguistic Ability in Early life and Cognitive Function and Alzheimer's Disease in Late Life." *Journal of the American Medical Association* 275(7)February 21, 1996: 528-532.

2 圣餐日，天主教会拉丁礼教派，以及一些路德教和普世圣公宗举行的传统圣礼，是教徒第一次领受圣餐的礼节。在不同国家的基督教会里，施行圣餐礼时，孩子的年龄在7~12岁不等。——译者注。信息来源：https://en. wikipedia. org/wiki/First_Communion

3 坚振礼（Confirmation）：基督教的礼仪，象征人通过洗礼与上主建立的关系得以巩固。圣洗或者洗礼，坚振礼和圣餐是基督教所谓的入门圣事，但一般对婴儿或儿童只施行洗礼，等到之后他们达到理智年龄，再行坚振礼，表示他们对信仰的坚定。——译者注。信息来源：https://zh. wikipedia. org/wiki/%E5%9D%9A%E6%8C%AF%E5%9C%A3%E4%BA%8B

级毕业，我要进入修道院的梦想在那之后也马上就要实现了。"

这篇小短文和上一篇的区别，不需要计算器也能一目了然。确实，这篇的语义密度是8.6，远比上一篇的3.9要高出许多。这项修女研究发现，她们20多岁时写下的这些短文，其语义密度越低，她们以后就越可能患上阿尔茨海默症。这听起来有点诡异，但在上面的两篇文章里，第一篇的作者死于阿尔茨海默症，写第二篇的修女则没有。总的来说，之后患上阿尔茨海默症的修女平均语义密度是3.86；而那些没有患病的修女得分为4.78。仅仅通过一篇自述小短文就能预测70年后的精神疾病，这看起来也许让人难以相信，但它确实能够。举例来说（虽然被试数量并不多），90%患上阿尔茨海默症的修女在语义密度上的得分都不高，而没有患病的人里，语义密度低的人数只占13%。

语义密度是个古怪的事情：当你二十一二岁的时候写了一小段文章，然后你把它束之高阁。数十年之后你再把它找出来，它居然跟你目前的认知能力相符。另一篇研究也发现，晚年测量出的语义密度跟大脑病变程度和年轻时的语义密度相符合。但最有趣的问题是：它到底是什么时候形成的？我们是在22岁的时候状态最好吗？还是我们其实在8岁的时候已经达到了智力的高峰区？或者还有一个更疯狂的问题，语义密度是可以传授的吗？如果可以，那么在年轻时多上几节额外的课还是值得的。修女研究确实发现，教育某种程度上可以保护被试不患上阿尔茨海默症，也许语义密度也跟教育水平相关。

研究者们也评价了这些小短文的语法复杂性：从句越多越好。无论我们是在试图理解别人层层叠叠的一句话，还是试着自己把一句复杂的话说清楚，我们所使用句法的复杂程度都考验着我们的工作记忆。每一个附加的从句都消耗着智力资源。你也许已经想到——事实也正是如此——当工作记忆随着时间降低，语法的复杂程度也会减弱。但就算这样，尽管语法的复杂性随时间减低，但它与阿尔茨海默症的患病率并不相关。语义密度是唯一一个与患病率呈现某种神秘相关性的因素。

先不说阿尔茨海默症，就算我们仍然健康，随着衰老，这些语言能力也在不断失城陷地。一项研究表明，语法复杂性和语义密度在长达60年的时间里一直缓慢且稳定地衰减着。下面是同一个人在不同时间写的两段文章，第一段写于1934年，作者19岁的时候。请注意它们之间的区别：[1]

"1915年我睁开双眼，头一次偷偷打量着这个世界，我看到的只是这个广袤世界的一小角……我在×地接受洗礼，被叫作××，意思是珍珠，之后，确实有无价之珍珠降临，那就是我为神服务的天职。两个月后，我们离开城市，游走在切萨皮克湾的碧波之间，驶向××那片绚烂的大陆。童年记忆多么美好单纯，我满怀幸福地看着新的教堂和学校一点一点被建造起来，傲立于天穹之下。我6岁时，学校也恰好完工。多么幸运的巧合！我在××新学校开始了我的学生生涯。8岁那年的5月，我第一次接受圣餐。在那之后的6月，我们搬去了××。"

然后是1995年，同一位作者在时年80岁时写道：

"在1915年×月×日，我出生在著名城市××。出生之后不久我就接受了洗礼，起名为××。我父亲是个技能高超的木匠，我母亲是一位了不起的家庭主妇，她把我们7个兄弟姐妹抚养成人，同时把家打理得井井有条。我们在××住了8年，二年级时我第一次接受圣餐。1923年，那年夏天，我们搬去了××。"

通读全文，就能看出不管是语法复杂性还是语义密度都有所衰退，尽管写作的人一切正常，这种衰退也仍然缓慢但稳定地蚕食我们的语言。高等教育，甚至是取得博士学位，似乎也都不能阻挡这种语言能力的逐步瓦解。

在这两项指标里，语义密度更引人注目，因为它跟其他衰老现象息息相

1　Kemper S. et al: "Language Decline Across the Life Span". *Psychology and Aging* 2001: 16(2)227-239.

关。除了跟晚年的阿尔茨海默症相关，另一项来自修女研究的结果显示，20岁时语义密度较高可以预测被试能活得更长，晚年生活也将会更健康。此外，这些自传小短文所写的事情大部分都涉及私人感情题材，也让我们忍不住好奇：语义密度会不会受到所要表达的感情影响？比如积极的还是消极的感情是否会有不同？

这还有两篇例文，一篇感情贫乏，另一篇则不然：

"我出生在1909年9月26日，是7个孩子——5个女孩和2个男孩——之中的老大……我的候选年是在圣母院的总会院度过的，我在那儿教化学和二年级拉丁语。蒙主的荣光，我发愿要遵从教义，传播福音，把我自己奉献给主。"

与之相比：

"生命起始，上帝便给了我无尽恩典……去年我作为候选人在圣母学院学习，这一年是无比美好的一段时光。现在我满怀渴望，能披上修女袍，将我自己的生命与敬神结合在一起。"

评价者会对文章里像这样的感情部分进行评估，看它们到底是积极情感，比如希望、感恩、成就感和爱，还是消极情感，比如悲哀、恐惧、忍受折磨或者耻辱。当然在这些例子里，要考虑到这些短文都是她们将要离开修道院开始去社区教书的时候写的，那正是她们要行最后一次发愿之前，她们理应非常高兴！也许是因为考虑到写下的这些文章之后会被用于评估，她们正在小心让自己不要显示得太过于雀跃。无论如何，在文章里表达了最多积极情感的那位修女比其他人多活了差不多6年。虽然有其他研究显示，积极乐观的人可能会做更多冒险的行为，比如抽烟或者酗酒，从而抵消他们之前的长寿优势，但显然对研究里这群修女来说，她们不太可能去做这些事。

早年的语义密度和数十年之后的精神健康程度之间存在关联，这无疑是整个修女研究项目里最有趣也最具争议的观察结果。除此之外，对这一特殊人群的研究还得到了另一些细节，其中包括一些与生理机能直接相关的结果。

比如，修女研究的一部分数据分析探索了脑梗死对大脑健康状态的影响。脑梗死是因为血管堵塞及随之而来的缺氧、大脑动脉硬化而引起的局部脑组织死亡。脑动脉变硬、血管壁变厚，也会导致大脑供氧不足。考虑到大脑消耗着我们全身20%的能量和氧气供应，只要一小会儿的供应不足就有可能造成严重后果。一项大脑研究选择了102名修女，她们至少拥有本科学位，一半的人甚至拿到了硕士学位。她们的大脑分析显示，血液循环的问题总是会让大脑的健康状况恶化。换句话说，那些大脑里有斑块和缠结，足以符合阿尔茨海默症诊断标准的人们，如果大脑里再有梗塞，尤其是梗塞还发生在掌管重要精神功能的脑区的话，那么她们的心理测试结果会更差。这个结果经过反复确证，结论是痴呆病人除了斑块和神经缠结之外，还经常有大脑血液供应的问题。我们不是要重新回到20世纪中期那种论调，认为动脉硬化是痴呆的根本病因，而是试图说明，痴呆症背后的大脑损伤经常比我们想象得更为复杂。考虑到这种复杂性，我们现在仍然没有弄清，到底预防脑梗死能不能预防阿尔茨海默症——而且那些斑块和神经缠结可能怎么也拦不住。

实际上已经有很强的证据证明，这种预防措施是有效的。一种定量测量阿尔茨海默症病程发展的方法是用一份划分了六个阶段的量表，每一个阶段都代表大脑里堆积了更多的神经纤维缠结。这是一个很可靠的量表，因为神经缠结的堆积和阿尔茨海默症的病程发展看起来几乎是精确同步的。最开始的两个阶段几乎看不出任何症状：神经缠结开始在大脑的某些地方堆积起来，但具有这些神经缠结的人完全不会显示出任何能让人注意到的衰退病状。然而修女研究证明，这种说法是不正确的：在他们研究的一个分组里，40%左右的修女尽管从病程上看还处于前两个阶段，但从记忆能力上她们已经出现了能探测出来的缺陷。像这样的研究发现逐渐让人们开始相信，其实在精神智力正常和阿尔茨海默症之间并没有不可逾越的鸿沟，而更像是一条连续谱，从正常状态，以几乎不能察觉的速度滑落到轻度认知障碍，之后继续发展成阿尔茨海默症（轻度认知障碍并不一定都会发展到阿尔茨海默症的阶段，但往往有一部份还是会以此结局）。

研究一个如此同质的群体，优势是非常明显的：她们不抽烟，不结婚，不会过量酗酒，性别相同，在职业、收入、生活状况、医疗和营养条件方面也都很一致。她们每天有相似的日程，至少当她们住在修道院的时候，她们也都会每天从事差不多的活动，日复一日。困扰其他研究，使其过于复杂而无法继续进行的许多混杂变量此时都无须考虑。世界上没有多少这样的人群，可以做到如此同一。缺点是修女们也许有点太一致了，所以从她们身上得出的关于衰老的结论也许对更多样化的人群就不适合。出于这一考虑，另一群芝加哥拉什大学医学中心的研究人员决定进行他们自己的两期随访。第一期是教士研究，它本质上跟修女研究类似，但除了修女之外还增加了男性神职人员做被试；第二期是记忆和衰老项目，他们要把被试扩大到更广泛的人群里——住在东伊利诺伊退休社区里的男性女性、白种人、拉美裔、和非裔美国人。

迄今为止，拉什大学项目的一部分研究结果支持了修女研究的结论，比如它也显示，许多患有阿尔茨海默症或者它的前驱疾病——轻度认知障碍的病人，都同时既有斑块、神经缠结，又有脑梗塞或者其他异常蛋白沉积。甚至以往认为与衰老相关的正常衰退都可能跟同样病变有关，只是这种情况中，病变的数量比较少。

这项研究也强化了一个观点：轻度认知障碍和完全痴呆之间没有一条界限分明的线，充其量也只是一种含混的衰退趋势。尽管拉什大学的研究确实发现，在病人将要从一个阶段走到另一个阶段之前的5~6年，他们的认知能力会出现一个突然下降。这也让我们不由质疑，到底有多少"健康"衰老的背后，已经有损伤和疾病在默默积累，暗流涌动。

而且就算在看似健康的人身上，认知能力的衰退也是持续且逐步加快的：85岁的人比70岁的人语速变慢的衰退程度快三倍，动作、认知和语速——这三者在所有年龄段的人身上都会以每年大约2%的平均速度递减。[1]但就算我们拥有了来自800位被试，超过5年的随访数据，它们仍然杂乱无章，凑不出一个统一结论。所以，个体差异或许非常重要，而病因也可能是同样复杂得如一团乱麻。

有一个因素加速了认知能力的衰退：濒临死亡。俗语称之为"油尽灯枯"。这种现象的存在（至少半个世纪里）一直有争议，但教士研究提供了证据支持，确实在死亡前3~4年，认知能力会出现一个突然的恶化。我之前也提到，玛丽修女在去世前4个月做的心理测试结果是多么让人惊讶，你可以想象要是这真的是她已经处于濒死状态的结果，那么她的认知能力实际上可能比结果显示的更好。

修女研究揭示了教育水平是预防痴呆的重要因素。教士研究拓展了这个结论，认为教育其实并不能直接影响斑块和神经缠结的堆积，但是它确实可以减轻它们对认知能力的影响：接受过的教育每增加一年，认知能力受损都会相应减轻，但减轻的只是斑块所造成的损伤，对神经缠结它还是无能为力（虽然修女研究的一项早期结果发现，语义密度较低跟神经缠结增多之间有某种独特关联）。其实教育能够减轻斑块带来的伤害体现在认知能力的许多不同方面：尤其是感知速度，语意（事实）记忆和工作记忆，但对情节记忆和视空间能力的保护则不明显。

然而，教学和思考对大脑里累积的损伤有如此神奇的效果，已经出乎我们意料之外，以至于作者不得不说："正规教育，或者*其他跟教育相关的活动*（斜体字是我标注的）可以提高某种认知能力或者神经功能的储备。"[2]

从神职人员群体扩展到一般人群，从修女研究到拉什大学的记忆和衰老项目，其意图昭然若揭，即发现更多影响痴呆发展的新因素。比如神经症（尤其是

1　Wilson, R. S., et al. "Religious Orders Study:overview and change in cognitive and motor speed. " Aging Neuropsychology and Cognition 11.2-3(2004):280-303.

2　Bennett, D. A. et al. "Education modifies the relation of AD pathology to level of cognitive function in older persons". *Neurology* 60:1909–1915 2003 pp. 1913.

焦虑）和孤独这两种因素，尤其是后者，对于圣母教育修女会的修女们来说很少遇到，所以几乎没法研究。但对于修道院以外的人，如果他们坚持参与社交，有足够的社会支持，或者对生活有强烈目标感，这些也可以抵挡斑块和神经缠结对大脑的伤害。

至此，随着整个图景慢慢变得清晰起来，它也变得更为复杂。例如，儿童遭受的情感忽视与被父母胁迫虐待的经历跟神经症相关：这是不是意味着某些阿尔茨海默症的发病因素要追溯到病人10岁以前的生活经历？把所有这些研究综合起来看，幼年时期（也许比幼年还要早）的大脑可能有某种特性，它会被经历所影响，而这种影响决定了我们之后的衰老过程究竟是好是坏，或者是否可能变成痴呆。目前为止几乎所有已经被发现的因素都很难跟大脑的最终命运联系起来：我们根本不清楚到底有什么特殊的东西能把语义密度和神经元的健康与否联系起来。几年的教育到底怎么就能减轻60年之后斑块沉积的影响？为什么会出现玛丽修女这样的例子？虽然跟她的修女姐妹们相比，她的教育程度有限，但她却能在大脑已经出现广泛病变的条件下依然健康有活力。

脑组织的确会因为这些影响因素而产生某种变化，从而减缓疾病的发展过程。如果我们能充分了解阿尔茨海默症到底是怎么在大脑里蔓延开来的，那么我们就能从这个起始点开始，解开整个谜团。这是我下一章的主题。在这之后，我会引入一个新的概念，它也许能把所有这些都总结起来。这个概念有许多名字，通常被称作"大脑储备"或者"认知储备"。

第十章　致命进展

从我的角度，修女研究最让人激动的两个发现一个是玛丽修女（和与她类似的那些人），她们成功地抵御了斑块和神经缠结造成的损伤，认知能力完全不受影响；另一个是那些20多岁修女写的小短文可以相当准确地预测她们之后有多大可能患上阿尔茨海默症。把这两个发现跟之前阿尔茨海默症病人大脑里发现的斑块和神经缠结联系起来，就有两个重要问题亟待解决：斑块和神经缠结是在年轻时就出现的吗？甚至比我们能够想象得还要早？如果是这样的话，也就是说实际上我们中大多数人大脑里都有斑块和神经缠结，那么是什么决定了它们对心智的影响？接下来这两个章节就试图解答这两个问题，尽管我的答案可能还不完整。

有没有可能，那些文章里语义密度较低的作者实际上已经换上了非常非常早期的阿尔茨海默症？我们当然可以这么问，但这种说法似乎还没有被学界普遍接受，缺乏相关证据是主要的问题所在。然而，有说法认为，疾病发展的易感因素在很早年的时候已经以某种方式形成了（从语义密度低也许就可以粗略看出）。

然而，了解阿尔茨海默症开始出现病理变化的时间点非常重要。我们能在任何心理衰退症状出现之前就在大脑里找到斑块、神经缠结或者它们的前体吗？答案似乎是"能"。

让我们有信心给出这一不寻常答案的是一项研究，作者检测了42个人的大脑，他们的年龄在4~29岁，男女都有。他们之中有的死于交通事故，有的死于癌症、心脏病，或者自缢，关于他们的死因可以列出一长串——

而他们也是一个让人感兴趣的年轻群体，来探寻阿尔茨海默症病变征象。在这些年轻人的大脑里能看到斑块或者神经缠结吗？答案是确定的"能"，而且这是经过证明的"能"。至少在这项研究里，在阿尔茨海默症的两项特征改变里，已经有一个开始滋生。当研究者们寻找beta淀粉样蛋白或者实际斑块存在的征象时，在所有42位被试中，他们只在一个人的大脑里找到了，但这个人恰好患有唐氏综合征，那是一个利于斑块沉积在大脑表面的疾病。四十二分之一，而且这个人本来就属于高危人群。

但关于神经缠结则完全是另一种情况，它们异常普遍，42位被试里，有38位的大脑里都能找到它的踪影！这些tau蛋白的小块，实际上卷成了"神经缠结前体"，集中分布在大脑的一些特定区域。结论让人惊讶：神经缠结也许在青春期之前就已经开始形成了，4岁孩子的大脑里还什么都没有，6岁孩子的大脑里就有一些神经缠结的征象了，而另两个11岁的被试表现出的征象更为明显。

做这项实验的人是海科·布拉克（Heiko Braak）和凯莉·迪尔·特蕾蒂奇（Kelly Del Tredici）。布拉克是一个信奉神经缠结的人，他曾经跟前妻伊娃一起，在1991年的一项研究中论证到，只有神经缠结而非斑块才是阿尔茨海默症病程进展的标志物。[1]斑块几乎随处可见，但神经缠结才显示着疾病在大脑上蔓延的痕迹。

这次，布拉克和迪尔·特蕾蒂奇把阿尔茨海默症的发病时间推到更早期，这时神经缠结或者神经缠结的前体还根本没有出现在通常阿尔茨海默症病人遭到严重损伤的地方——大脑皮质。大多数时候，它们都仅仅局限在大脑皮层以下的那些神经元聚集的地方，这个地方被称为蓝斑(locus coeruleus)，因为黑色素在此处细胞里沉积，使它的外观稍稍蓝染而得名。

1　Braak, H. and Braak E.: "Neuropathological stageing of Alzheimer-related changes". *Acta Neuropathologica*(1991)82: 239-259.

他们声称，这项研究结果只有一种解释，即tau蛋白才是疾病发展的开场一脚，跟淀粉样蛋白没关系。也就是，起决定作用的是神经缠结而不是斑块。如果学界接受这个解释，那么他们带来的将是一场范式转移；建立于淀粉样蛋白级联反应理论之上的各种针对斑块的治疗，是目前医学治疗阿尔茨海默症的主流，虽然它并没有显示出什么实际疗效。布拉克显然认为，继续沿这条路走下去是个错误。要弄明白疾病发展的根源是从哪里开始的才是重要的事情。而布拉克和迪尔·特蕾蒂奇坚持认为根源就在那些神经元聚集区。

但不管他们的结论是否合理（毕竟这种说法现在还是少数派），单是他们的观察结果就已经向我们展示了一个非常重要的事实：你并不一定非要到老年时，才会在大脑里表现出这些病理变化，看起来非常像是处于阿尔茨海默症早期阶段。当然这项以年轻人为被试的研究并不能证明早期以神经缠结前体形式出现的这些tau蛋白就会百分百导致阿尔茨海默症，但它为我们评价其他结论时提供了更多数据。如果只有这么一项研究，并没有其他的证据支持，那么它并不足以取信。但事实上的确有其他的研究也得出类似结论，虽然研究设计并不完全相同。这些研究也在tau蛋白的重要性上加了码。

但仅仅靠这一项研究还不能撼动淀粉样蛋白和斑块学说的基石。来自加利福尼亚大学的不同分校，梅奥诊所和宾夕法尼亚大学的研究者们通过归纳大脑尸检的结果，拓宽了我们对病变的了解。他们集合了若干种测量疾病发展程度的不同方法，构建了一条假设的发病过程时间线。[1]这是一步大胆尝试，它不仅试着描述疾病演变过程的先后顺序，也涉及到许多可能的影响因子之间的相对重要性。他们提到了许多被称为"生物标志"的东西：脑脊液里beta淀粉样蛋白的升高回落，大脑的新陈代谢率，tau蛋白的数量，甚至MRI显示出的大脑萎缩的程度。

也许他们的研究里最重要的一点是，尽管布拉克和迪尔·特蕾蒂奇的研究

---

1 Jack, C. R. Jr. et al: "Tracking pathophysiological processes in Alzheimer's Disease:an updated hypothetical model of dynamic biomarkers". *The Lancet Neurology* 12 Feb, 2013: 207-216.

显示，没有beta淀粉样蛋白，tau蛋白也可以单独出现在大脑里，但是至少在引发斑块沉积的作用上，beta淀粉样蛋白仍有不可忽视的关键地位。来自多个研究小组的观察结果支持了他们的结论，在那些将要患上阿尔茨海默症的人们身上，淀粉样蛋白含量确实在脑脊液里先是升高，然后下降。淀粉样蛋白的这种动态变化是阿尔茨海默症所有有诊断意义的改变里最早能够被探测到的一个，它出现之时，病人可以毫无症状。能够被察觉的症状出现在这种动态变化发生的至少10年之后。

那么关于之前建立起来的tau蛋白出现的说法呢？它还是诊断阿尔茨海默症的另一个关键标准呢。研究者们认为，这两种蛋白的出现是各自独立的发展过程，tau蛋白纵然已经出现，但单凭它自己还不足以导致阿尔茨海默症。有些心智完全正常的人大脑里也有很多tau蛋白，所以也许它只是在二三十年间缓慢地在大脑里堆积。但一旦淀粉样蛋白起跳，tau蛋白马上就跟着攀升。也许淀粉样蛋白的增多会引发tau蛋白的新一轮沉积，或者清除了某些限制，所以这两种蛋白便可以联手导致疾病程度的加深。

在他们的时间表上，他们认为，在任何疾病出现之前，淀粉样蛋白已达到峰值，也许只有轻度认知能力受损（mild cognitive impairment，MCI）的初始阶段是个例外。轻度认知能力受损被认为是阿尔茨海默症的先驱阶段。一旦进入到这个阶段，tau蛋白仍然在继续增加，而且就像布拉克发现的那样，同时出现的还有突触的解体和随之而来的神经元死亡。

对于这样一项差不多是纯理论建构的研究，它的局限在于目前还没有任何研究，能对一个群体跟踪长达数十年。他们需要从各种研究里面提取数据，再把它们拼在一起。而且就算是这样拼出来的数据也并没有集中在两个年龄段上：中年和痴呆晚期。而他们对我们解开阿尔茨海默症病程发展的谜团至关重要。另一个缺点是，如果现在使用的这些"生物标志"只是目前技术条件下最适合探测的，那么我们也不能保证它们就囊括了所有重要因素。也许在这之前大脑就已经发生了变化，只是太过细微，以至于以我们目前的研究工具无法探测到。大脑里究竟发生了什么改变，我们能看到的只不过是一些片段。

有一件事很清楚：当疾病发展到大脑开始出现明显病状时，它就已经占据了内嗅皮质（Entorhinal cortex）。这是大脑两侧都有的一个小区域，藏在侧边大脑皮质之下。内嗅皮质是神经信息传递的中心：它从不同于大脑区域，包括海马区这样掌管记忆的中心区域接受输入信息，然后它一方面把信息传递回海马，一方面也向大脑皮质的更高级中枢传递信息。内嗅皮质和海马区关系非常紧密：它们之间的相互交流能够——粗略地说——让我们记住我们去过什么地方，是怎么到达的。这不仅是地理方位的问题；它跟所有类型的记忆都有深切联系，但重点是，内嗅皮质和海马之间的紧密联系，不光体现在功能上，也体现在解剖结构上。一旦内嗅皮质受到干扰，记忆也会明显受到影响。因为几乎所有精神功能都依赖记忆，所以它们也都会同样受到干扰。一项研究发现，在认知能力未受影响的个体身上，内嗅皮质里大概有700万个神经元，这个数字在60~90岁之间保持稳定，但在阿尔茨海默症患者身上，这个数字显著下滑，有时只有正常的10%左右。[1]

当其他地方还有超过800亿可用的神经元时，为什么这部分大脑区域会是最先死机的地方？可能是这里有一些特殊类型的细胞，出于我们还不能理解的理由，它们尤其敏感。甚至也不需要是神经元细胞。我们怀疑的细胞里，有种支持细胞名叫少突胶质细胞。这种细胞负责神经元的髓鞘化，即在神经元的外侧包上一条由髓磷脂组成的绝缘层。髓鞘化是一个非常重要的程序，神经元轴突正是因为有了这层脂肪材料组成的外套才能把神经冲动传递得又快又准确。令人好奇又有趣的是，这里的脑细胞是大脑发育时最后开始髓鞘化过程的一批。像内嗅皮质和一部分海马区在额叶皮质髓鞘化很久之后才开始这个过程，但却是最先受到阿尔茨海默症影响的部分。这像是一个镜像过程。就像海克尔·布拉克和伊娃·布拉克夫妇曾经形容的那样，这"几乎不可能只是个巧合。"[2]

---

1 Gomez-Isla, T. et al: "Profound loss of Layer II Entorhinal Cortex Neurons Occurs in Very Mild Alzheimer's Disease".The Journal of Neuroscience, July 15, 1996, 16(14):4491–4500.

2 Braak, H. and Braak, E.: "Development of Alzheimer-related neurofibrillary changes in the neocortex inversely recapitulates cortical myelogenesis" Acta Neuropathologica 92, 1996: 197-201.

这样奇怪的逆转关系让科学家们提出了一个理论：阿尔茨海默症实际上是进化史导致的疾病。因为我们是从我们脑子比较小的祖先进化出来的，所以不仅是额叶皮质球在人类达到了前所未有的大小，最先在阿尔茨海默症里开始病变的那些区域也是一样。我们已经知道，在神经元周围包裹隔离这一过程在黑猩猩体内完成的要远远早于人类，也许值得注意的是——除人类以外的灵长类无论活到多老都不会患上阿尔茨海默症，尽管我们仍然不清楚知道了这一点对阿尔茨海默症的治疗会有什么帮助。

有些证据也提示，在首先出现神经缠结的内嗅皮质区和大脑的默认区域（我在第八章提到过这些区域，在阿尔茨海默症病人身上，斑块会最先沉积在这个区域）之间有一些让人好奇的联系。2014年4月发表的一项研究发现，它们之间其实关系密切，老年人出现记忆衰退，无法调取海马区存储的记忆的同时，如果他们在大脑默认区域里有斑块沉积，那么内嗅皮质的活动性也会减弱（我们进行有效记忆时，这一区域的活跃是必需的）。[1]它是头一批证据中的一个，向我们展示了大脑皮质默认区域的斑块和相对较远处在内嗅皮质出现的阿尔茨海默症的初始阶段之间具有直接关联。

不幸的是，内嗅皮质中灾难性的神经元死亡还只是个开始，是一系列级联反应的开端，在这个地方出现病变的神经元，在它们还没有完全失去功能之前，还跟其他神经元建立着联结。最重要的这些联结位于海马区，这是记忆过程中至关重要的一处，就是在这里，新鲜有价值的信息第一次被记录下来，然后被传递到我们目前还不知道的地方形成持久记忆。而疾病的发展绝不仅仅只破坏了海马区的功能，让阿尔茨海默症病人的记忆变得模糊不清；它也会继续侵蚀，从一个神经元到另一个神经元，迅速到达额叶。然后从额叶蔓延到大脑的其他地方，最后才轮到掌管运动和视觉的区域。这个过程一旦开始，就再没有转圜的余地。

1　Huijbers, W. et al:"Amyloid Deposition Is Linked to Aberrant Entorhinal Activity among Cognitively Normal Older Adults"The Journal of Neuroscience , 2014: 34(15)5200-5210 April.

想要拖延、干扰甚至完全阻止这个过程看起来前景堪忧，但也许上帝还留了一扇机会之窗：疾病的蔓延真正意味着什么呢？这是不是某种不幸的巧合，为什么临近的细胞会自动开始死亡，并且跟其他细胞之间完全没有相互影响——这是因为它们同时身处大环境的危机造成的吗？还是最重要的疾病要素，斑块和神经缠结的前体物质（或者其他别的什么），从一个细胞转移到另一个细胞，在身后留下一条破坏的痕迹？如果是后者，那么不断增加的发现表明，我们还是有希望的。任何可以通行的地方也都可以放上路障。

有更多的人开始认为，阿尔茨海默症的发展类似那些朊蛋白病：疯牛病、人类痴呆性克雅二氏症和一些其他的。当然这些都是传染性疾病，跟阿尔茨海默症并不相同，但是在病程发展方面它们又有很多相似之处。

在朊蛋白病里，传染性物质是源于脑细胞里一种本来就有，但构象发生错误的蛋白质。如果把它导入健康大脑，这些构象错误——实际上折叠过程中发生错误的蛋白质就可以导致它们原本正常的同伴也出现折叠错误的问题。之后的循环筛选过程让正常蛋白质越来越少，而折叠错误的蛋白质数量激增，直到大脑再也承受不了。这些折叠错误的蛋白质可以通过多种途径进入大脑。有一些朊蛋白病显然是由正常蛋白质自发的错误折叠过程引起的，比如偶发性克雅二氏症，每年的致死率是百万分之一；而另一方面，流行性疯牛病就绝不是自发产生的，它的流行是由于人们用加工过的病牛尸体（因患上疯牛病而死）来继续饲喂活着的牛，就在不经意间让它们暴露在致病朊蛋白的威胁之下。只有禁止这种饲喂方法才能遏制疾病继续流行。

就像我说的，这些都是传染性疾病，但它们跟阿尔茨海默症之间的联系是它们类似的传播方式。我们还完全不清楚，错误折叠的朊蛋白到底是怎么把正常蛋白也变成它们事实上的复制品的，但是这里面肯定有某种物理接触。这虽然发生在大脑里的神经元身上，但之后还有必须的一步：错误折叠的蛋白质需要从一个神经元转移到另一个里面去，这样一个接着一个。这种现象也发生在斑块和神经缠结上面，已经有一些非常精巧的实验观察到了这一点。

　　　　　　　　记忆的终点：关于阿尔茨海默症的自然史

经过基因改造的小鼠是这些实验里至关重要的主角。小鼠是理想的实验室动物（体积小，繁殖快，易维持）但它们需要携带一些人类基因，这样才能更好地成为人类疾病的动物模型。比如当通过基因工程得到人类基因，也可以在衰老时产生斑块的小鼠被植入来自因阿尔茨海默症死亡病人的大脑组织，它们也开始大量产生斑块，斑块的出现时间也要比正常情况下更为提前。另外，斑块是从大脑组织被注射进去的部分开始扩展到整个脑半球上的。它看起来就像是疾病在传播，但显然这是非常特殊的例子，因为这些实验小鼠经过基因改造，本来就会在老年患上阿尔茨海默症。可能注射脑组织只是加快了这个过程而已——也许提前了几个月，但是结局不会更改。

但就在不久之前，这项实验被更精巧地重新设计过了：新的实验设计里，带有人类基因的小鼠没有被设计成一定会自己形成斑块。换句话说，这些小鼠其实完全有可能活得健康长寿，大脑也完全没有病变。但是，当我们把来自一位90岁死于阿尔茨海默症女病人的病变组织导入它们体内，一年半之内这些小鼠的大脑里就全是阿尔茨海默症的斑块。结果还显示，早期阶段的斑块还要更早些，而且除了导入的地方，人们还会在更远的地方找到斑块。

虽然这些实验用的都是完全成型的斑块，但研究者也证明只用斑块的主要成分——经过纯化的beta淀粉样蛋白也能起到相同效果，让斑块在大脑里复制蔓延。朊蛋白的研究大家史坦利·布鲁希纳（Stanley Prusiner）及其同事把从患病小鼠大脑中提取出的beta淀粉样蛋白注射到健康小鼠大脑的右半球，因为所有接受注射的小鼠都经过处理，能够在这种蛋白沉积的地方发出荧光，所以他们之后就可以监测beta淀粉样蛋白蔓延的速度。它从小鼠大脑的右半球逐渐侵占到左半球。[1]（尽管研究受到广泛赞誉，但对布鲁希纳来说这还不够。他要的是宣传宣传再宣传。）1982年他创造出朊蛋白这个词，认为它也可能是许多非朊蛋白疾病，比如阿尔茨海默症的秘密所在。在他最近的文章里，他仍然坚持

1　Stohr, J. et al: "Purified and Synthetic Alzheimer's amyloid beta (AB) prions". Proceedings of the National Academy of Sciences, July 3 2012: 109(27)11025–11030.

他在朊蛋白方面的权威，把阿尔茨海默症的斑块也说成是"朊蛋白"。尽管朊蛋白是有感染性的介质，而斑块并不是。就在这篇文章发表不久之后，《新英格兰医学杂志》登了一篇关于朊蛋白的编者论，认为朊蛋白这个词因为明显意味着具有传染性，所以不宜用在阿尔茨海默症上。他们警告说，用词不当可能会带来"危险后果"。[1]（但要让布鲁希纳这样自负的人接受他们的意见，可能性有多少？——绝不可能。）

目前成型的理论是，斑块（或者构成它们的物质）能在大脑里蔓延开来。但具体是怎么实现的，目前还是分子神经生物学亟待解决的疑点。问题越是具体，实验系统就得越抽象。要想探索究竟斑块或者类似缠结的物质是怎么从一个神经元到达另一个神经元的，我们得把神经元拿出大脑，在细胞介质里培养它们。一项基于这种设计的研究发现，斑块前体，即那些短片段的beta淀粉样蛋白，可以从一个神经元到另一个神经元，看起来差不多是直接传输，也许它们被包裹在某种细胞膜上的小泡里，就从神经元里被分泌出来，再被另一个临近的神经元接收。[2]就在这个过程发生之后不久，接收小泡的神经元就显示出损害的迹象。因为实验里涉及了构成斑块的物质，所以作者推测这一发现也许能给组成神经缠结tau蛋白的细胞间传递也带来启发。

如果他们的结论是对的，那么也就可以解释之前结论让人疑惑的地方，tau蛋白能够显示疾病在大脑内的扩展途径，但斑块却不能。因为可能的应该是"斑块前体"。这些小分子非常难被探测到，至少在整个大脑的范围内很难。而且就算我们能够抓住它们，它们对神经元的损伤也许已经造成。

这些显微尺度的发现给我们展示了一个研究方向，从中我们能够获得对病程发展的一些基本理解，这个领域比起我们对阿尔茨海默症的实际经历来说似乎太过遥远，但现在看来其实并非如此。当病变涉及海马区的初始，要记住刚

1 Hardy, J. and Revesz, T.: "The Spread of Neurodegenerative Disease". New England Journal of Medicine 366 (22) May 31, 2012: 2126-2128.

2 Nath, S. et al.: "Spreading of Neurodegenerative Pathology via Neuron-to-neuron Transmission of B-Amyloid". The Journal of Neuroscience 2012: 32(26)8767-8777.

才发生了什么就变得愈加困难，而记住几年前发生的事情则没什么问题。当然分子层面的事件和行为问题之间的联系远不止这一个，一项让我们惊讶的发现是关于嗅觉的。

当我正在写这一章的时候，有一篇刚发表的学术文章显示，在阿尔茨海默症的非常早期，病人对花生酱的气味敏感度已经有下降。这也并不算新闻：之前已经有非常多的研究证明，就算是在阿尔茨海默症非常初始的阶段，病人的嗅觉也会变得不那么准确。最近这项研究的优势在于它的简洁性。[1]

他们让一些患有阿尔茨海默症，或者它的前期病变"轻度认知能力受损"，或者其他类型痴呆的病人闭上眼睛、闭上嘴、堵住一侧鼻孔，然后用勺子舀上14克的花生酱放在没有被堵住那侧鼻孔的正前方。他们会询问病人是否能够闻到或者判断这究竟是什么气味。如果病人给出否定答案，那么他们就会把花生酱再向离鼻孔更近的方向移动1厘米，直到病人闻见为止。研究结果非常清楚：患有阿尔茨海默症的病人闻到味道所需要离勺子的平均距离比其他病人近了10厘米，也就是大概4英寸。

这个研究发现的另一项显著不同是病人的左鼻孔要比右鼻孔对气味的反应敏感得多。这跟初始阶段的阿尔茨海默症在左大脑半球比右侧更严重的现象一致。负责感知气味的中枢就位于这些区域，其中的一些我之前也提到过，是疾病最开始就受到影响的地方。但究竟导致嗅觉丧失的原因是什么，目前还不清楚。在小鼠体内，beta淀粉样蛋白和tau蛋白都被指认成嫌疑犯，而在人类体内，我们还有很多细节不甚了解，需要探索的还有很多。但话说回来，这是一个既简单，对技术要求又低的检测方法来诊断可能的阿尔茨海默症早期阶段，配上相应可以减缓疾病发展的治疗方法，那么这种诊断方法会越来越流行。

把我在这一章里提到的所有研究结果放在一起看，那么整张宏观图景就变得清晰：致病物质只能缓慢地、区域性地、从一个细胞播散到另一个细胞，这是阿尔茨海默症病程发展变化的一个不错的概括性描述。病程发展可能不是用

---

1   Stamps, J. J. et al: "A brief olfactory test for Alzheimer's disease". Journal of the Neurological Sciences 333 2013: 19-24.

年来计数，而应该以10年为单位。我们可能永远都不知道，修女研究里的小文章是不是跟病程发展之间早有联系，但这个结果，加上玛丽修女的例子确实显示，早年的某些事件可以延缓阿尔茨海默症的发展过程。

第十一章　大脑的反击

玛丽修女是最出名的病例，但并不是第一例去世时智力完全没有受损，大脑里却全是阿尔茨海默症病理改变的病人。1988年由罗伯特·卡茨曼（跟那个12年前在《神经科学纪要》编者论里面措辞强烈地论证阿尔茨海默症是一种疾病，而非伴随正常衰老过程出现的现象的罗伯特·卡茨曼是同一个人）主持的研究小组发现，有斑块和神经缠结，但是未表现出阿尔茨海默症症状的人并不罕见。

他们检查了来自老年护理院137位去世老年人的大脑（平均年龄85.5岁）。[1]这些老人中差不多有一半生前被诊断为阿尔茨海默症，但更吸引研究者关注的是那些没有被诊断为阿尔茨海默症的人。有10位老年人一直到去世都在各种心理测试中表现优异，但他们大脑里的斑块数量足以符合初始期阿尔茨海默症的诊断；跟阿尔茨海默症中晚期的病人相比，他们大脑里的斑块数量是后者的80%。仅仅少了20%的斑块，而他们的认知能力却仍然正常。像这样的研究，和像玛丽修女这样的案例，让我们看到斑块和神经缠结的数量与阿尔茨海默症之间并没有一一对应的直接联系。它们当然重要，也在绝大多数阿尔茨海默症的病例中都出现了，但并不是没有例外。这些事实催生了一个概念——"储备

1　Katzman, R. : "Clinical, Pathological and Neurochemical Changes in Dementia:A Subgroup with Preserved Mental Status and Numerous Neocortical Plaques. "Annals of Neurology 23, 1988: 138-144.

力"：出于某些原因，有些人还能有点余力，来减轻阿尔茨海默症的损害。

在过去的20年里，有关"储备力"的设想得到了众多支持，研究一个接一个地证明了它是真实存在的现象，而非属于少数人的侥幸。但就算如此，储备力究竟是什么，我们还不清楚。

事实上，得到普遍承认的储备力有两种：大脑储备和认知储备。大脑储备更偏重于纯生理条件，体积更大的大脑拥有更多神经元，所以就能在受到损伤的情况下继续维持，不至于一击即溃。认知储备跟大脑储备不同，它不是基于什么特别的生理构造而言，而指的是经由许多活动，比如教育、锻炼，或者职业所带来的对损伤的抵抗力。当然到最后这些活动有什么影响，还是会落实到大脑结构改变上，比如它们会让大脑中的神经元建立更广泛的联结，或者分叉更多的循环通路，但现在我们还不完全清楚它们到底导致了哪些结构改变。

直观上看，大脑储备是这两个概念里更容易理解的一个。如果脑容量更大，神经元更多，那么就算因为疾病损失了一些神经元，它也能工作正常。（虽然这个解释并不符合玛丽修女的例子，她的大脑仅有870克，就算是她的身材也比较娇小，去世的时候仅有31.75千克，但按比例这也还是很小的大脑。）我们有充足证据说明，脑容量或者神经元数量确实能够影响大脑的防护能力，不用精细测量，也能看出它们带来的好处。

20世纪90年代后期发表的一项研究测量了将近700位被试的头围，发现其中那些可能患有阿尔茨海默症的人（总共约75人）头部都相对偏小。[1]实际上他们的数据反映出一种趋势：20%头围最小的人患上阿尔茨海默症的风险是另外80%头围较大的人的两倍还多，同时，女性的患病风险也要比男性高。而且，如果只分析那些已经患上阿尔茨海默症病人的数据，头围较大的病人仍然在各种认知能力测试中表现得比头围小的病人要好。研究者并没有武断地解释这些现象，他们提出，是否可能存在某种环境因素，既可以导致颅骨尺寸偏小，又

---

1 Schofield, P. W. et al: "An association between circumference and Alzheimer's disease in a population-based study of aging and dementia." Neurology 49, 1997: 30-37.

是阿尔茨海默症的潜在诱因。也许他们是对的，又或许是，他们观察到的就是大脑储备能力的直接体现。

也许你会问，这些量出的头围到底能多大程度上反映出大脑的实际体积。〔或者也许你会记得，菲利普·茹思顿（Philippe Rushton）在多伦多伊顿中心用带子量头围，试图寻找证据支持他关于人类种族之间进化关系的争议性理论。〕头围和实际脑容量——它们确实不同，但它们之间的不同却让人好奇。我们的大脑在青春期时达到最大体积，然后就开始随着年龄增长而萎缩，虽然速度缓慢。但我们的颅骨因为是骨性结构，所以不会跟着萎缩。因此，测量人在50岁时的头围就可以算是一种"个体考古学"：测量大脑曾经有多大。

有了这点作基础，很多很酷的研究可能就得以实现。一群来自苏格兰的研究者们做了一次四项类比较，他们使用的数据来自1947年苏格兰一组11岁学校儿童的智商测试，同样的测试在这些人73岁的时候又重复了一次，以及借助核磁共振技术测量目前的大脑组织(现在)和颅骨的容积(过去)，从而得到现在与之前的脑容量。毫无悬念的是，成年期跟儿童期的智力水平紧密相关。当前的脑容量和成年期的智力水平也有关——这也一点不意外——但研究者还发现，青春期的脑容量最大值和目前的智力水平之间也有些许关联。研究者们在数十年里一直都对这种关联感兴趣，他们认为这就是大脑储备存在的证据。

对我们这些不那么执着于找到最精细方法测量脑容量的人来说，有些致力于这方面的研究设计未免显得略微超现实。比如1961年有研究尝试区分直接测量头围、颅骨体积和实际脑容量之间的区别。[1]这些人类学家开始把尸体头部的后半部分浸入水里，一直没至耳朵，测量排掉水的体积，然后取掉大脑，再重复这个过程。就这样，他们对105具尸体(其中大部分是男性，以避免大量头发造成的误差)进行了一项三项类比较，证明了"浸没法"是一个让人满意的测量好方法，因为这种方法产生的误差比测量颅骨周长产生的误差更小。当然

---

1 Jorgensen J. B. et al: "The Correlation Between External Cranial Volume and Brain Volume" American Journal of Physical Anthropology , December 1961: 19(4)37-320.

没有一种方法能精确反映出大脑的实际大小。核磁共振成像法的出现彻底打败了所有这些精心设计的测量方法，除非你只是想尽快又不用花什么钱的得到些将就能用的数据。

现在我们可以直截了当地说：大脑越大，能承受的损失也越多。但同时也得小心谨慎。一方面，体积大的大脑不一定就有更多的神经元——大脑里还有许多其他类型的细胞，它们一旦增多也可以让大脑变大，尽管文献里不经常重视这一点；另一方面，也可能是大脑里有更多大神经元细胞，就像我们在这章开始提到的，罗伯特·卡茨曼的那项研究的确发现，那些大脑里已经出现阿尔茨海默症的病理变化，但认知水平正常的病人中，有相当数量的人大脑里都有比一般人更稠密的大神经元，他们的大脑也比一般人要重一些。

综合所有这些数据，"大脑储备"这个概念是有道理的。更大的大脑具有更多神经元，就成了抵御痴呆的屏障。目前还不清楚，在什么样的环境因素和遗传基因共同作用下，就会让人拥有更大的脑容量。更遗憾的是，当我们能够体会到更多大脑的好处时，它们已经开始萎缩了，所以至少在推迟或者预防阿尔茨海默症方面，这种了解其实用处有限。

但"认知储备"就完全不同，它包含的因素更广泛更多元，而且具有天然的治疗优势，因为至少其中的一些可以影响终身。比如教育就是其中突出的一个——我找到的所有文章，无一不显示教育可以推迟阿尔茨海默症的发病。事实上有绝不下一打研究证明，开始上学的时间越早，患上阿尔茨海默症的风险就越低。没有上完八年级的人患病风险是上完高中的人的两倍，而只上完高中的人患病风险又比上完大学的人高出许多，如此等等。这样一来，人口走势就很令人鼓舞：如今83%的美国人具有高中学历，而1910年时这个比例只有13%。这一上升趋势也没有只局限于20世纪早中期：1998—2008年，加拿大学历低于高中程度的成年人从21%跌到了13%，25~34岁的成年人里，具有高中学历人的比例已经升至92%。

在上海，一份1990年的调查显示女性比男性患阿尔茨海默症的人数要多许多；这虽然并不少见，但是在这份调查里的差别显然更大，因为在那时候参加调查的女性很多都没有受过正规教育。

还有另一个例子：雅科夫·斯特恩（Yaakov Stern）在最近的一篇综述里提到了一项研究，被试者是 593 名 60 岁以上的老年人。他们受教育的时间不超过 8 年，患病的风险是其他受正常教育的同龄人的 2.2 倍。但在这篇综述里，作者除了教育还考察了许多其他方面，包括工作（职业）要求和业余活动。[1]

职业要么作为低"要求"的，比如不需要技术，或者半技术性的，贸易或者文书类工作，要么就是高"要求"的：管理，商业，专业或者技术性。属于低"要求"职业的人群患上阿尔茨海默症的风险是另一组的 2.25 倍。在业余活动方面也是同样：在这项调查里，如果被试参与了 6 种以上的业余活动，他们患上痴呆的风险就低到 38%。业余活动有很多种，从织毛线到听音乐，到锻炼、散步或者看电影或者去教堂祈祷。不是所有活动都特别要求动脑子，甚至也不是所有的活动都能让身体健康，但对结果影响更显著的并不是这些活动的具体优点，而是人们对活动的参与程度。一些其他对类似活动和教育水平的研究最终得出结论，如果把所有能表现认知储备的因素都考虑进去，一个人患上阿尔茨海默症的风险能够降低差不多 50%。

在综述里，斯特恩还引用了一些其他研究来支持自己的另一个观点。它或多或少有点让人沮丧，看你怎么看了。他引用了许多研究结果来论证，就算一个人有很高的认知储备，比如受过良好教育，过着积极主动的智力和体力生活，拥有一份富有挑战的工作，但是他的大脑里也还是会不断积累着斑块和缠结，就像玛丽修女那样。但不同于玛丽修女的是，许多人没有到死就已经把储备能力耗尽，开始表现出阿尔茨海默症的症状了。而对他们来说，这个衰退过程一旦开始，就要比那些没有储备力的人更为凶猛。略带讽刺意味的是，因为他们在症状出现之前已经积攒了许多病理改变，一旦失去代偿，他们的病情会飞速恶化，达到跟那些没有任何储备力、逐年病变的同龄病人差不多的痴呆程度。

1　Stern, Yaakov: "Cognitive reserve in Ageing and Alzheimer's Disease". Lancet Neurology 11 , 2012: 1006-1012.

迅速衰退不是什么好事，但长寿又没有痴呆症状确是人人希望。所以没有两全选择。要是我，就选长时间不出现症状，但随时有可能被扔到疾病深渊的这种。

至此，我已经用类似简笔画的方式把整个情况描述了个大概，但无可避免的是，有许多许多细节都被精简掉了。虽然我们不必引述每一个相关研究，但是有些研究还是值得一提。它们要么结果出乎意料，要么再一次强调或证明了我之前讲过的观点。

这有个让人意想不到的研究：双语能力是阿尔茨海默症的保护因素。加拿大人里有20%，全球所有人里有50%的人都是双语者。有不少研究都支持这个结论，而且双语的效果还挺显著：在一项研究"疑似"阿尔茨海默症的被试里，双语被试比单母语者的确诊时间晚了4年多。在另一项研究里，患有阿尔茨海默症的双语病人损失的大脑组织更多——意味着他们的双语能力帮他们挡掉了不少疾病损伤。

双语者的一大好处在于，这些人因为个人因素，通常从很小的时候开始就必须再学一门语言，所以他们身上几乎不存在许多常见的模糊性：到底是因为病人没有参加某个活动所以才患上阿尔茨海默症，还是他们由于患了阿尔茨海默症所以才选择不去参加某个活动？在这个研究里，单语能力者实际上有更高的教育水平和更好的工作，但他们表现出阿尔茨海默症的症状却更早。需要提醒的是：如果只能结结巴巴地说另一种语言，达到让人凑合能听懂的程度，这种双语者就不具有这样神奇的保护作用。所以我在阿尔伯塔大学取得高分的科学俄语课程不过是一时淘气，至少在预防痴呆的方面它什么作用也没有。（不过1972年加拿大对俄罗斯的冰球巅峰赛时，看着莫斯科方面的报道文章，只读里面的俄语字母还是挺好用的。）

为什么双语能力能成为痴呆症状的保护因子，理由并非显而易见。但心理学研究显示，双语者能更高效地使用不同大脑区域，在尽快说出交替闪动的物体形状或颜色的命名测试里，反应速度也更快。[1]这些区别在年轻人里不明显，但是在老年人里却变得突出，单一语言者要用更多脑区才能完成同样任务，还做得没有那么好。所以并不是多说一门语言有什么好处，而是它对所谓"执行"功能的明显补充具有保护作用。

另一个让人惊讶的影响因素是责任感。事实如此：当一个人给自己设立目标，他要达成目标的决心、工作效率、计划性、考虑问题周全缜密、自律和可靠性——这些所有都是责任感的组成成分，也非常容易用心理学测试来测量。至少根据教士研究中的一个项目，在对将近1 000名被试观察超过12年之后，他们得出结论：如果你在关于责任感的心理学测试里得分超过90%的人，那么你患上阿尔茨海默症的风险比起那些得分只超过10%的人降低了89%。

虽然把责任感和阿尔茨海默症的发病联系在一起有点奇怪，但它确实跟教育水平呈正相关，也跟恢复能力相关，而这两者在预防痴呆里都可能发挥了重要作用。另一方面，最近一项来自芬兰的研究认为，愤世嫉俗的人有可能比较容易患上痴呆。[2]在总共622名被试里，46人在研究的观察时段里表现出痴呆症状。"刻薄—不信任"从许多其他因素中脱颖而出，与痴呆症状呈现显著相关。但要怎么解释愤世嫉俗跟大脑功能衰竭之间的相关性，还是交给读者自己去想吧。

重要的是，我们也得当心这些影响因素之间的相互关联，哪怕乍眼看去它们似乎没什么关系。比如，富有挑战性的职位通常会落入教育水平更高的求职者手中，所以这两者就不能被单独分开对待。此外，富有挑战性的工作更锻炼思维，促进智力发展，而技术性不高的岗位提供的可能则是不健康的工作环境，这种环境因素本身也会产生影响。更有研究深入到研究父亲的工作状况——即他所从事的是不是技术工种，以及家庭总人口是否超过7位，也会

1　Gold B. T. et al: "Lifelong Bilingualism Maintains Neural Efficiency for Cognitive Control in Aging". The Journal of Neuroscience. January 2013: 33(2)387-396.

2　Neuvonen, E. et al: "Late-life cynical distrust, risk of incident dementia, and mortality in a population-based cohort." Neurology Published online before print May 28, 2014.

影响到孩子患阿尔茨海默症的风险水平。[1]父亲的职业显然是一个间接影响因素——作者推测，它可能会影响到家庭收入，营养状况，甚至家人是否享有完善的医疗保健服务。家庭人口数的多少会影响阿尔茨海默症的患病风险，这看起来虽然有点让人吃惊，但是它可能会增加孩子患上感染性疾病的风险，从而使他们之后更容易患上阿尔茨海默症。发表这项研究的杂志在同一期还刊登了一篇批评这项研究的文章，它指出这项研究可能是有缺陷的，因为它选取样本的方法有偏差（那些拒绝参加研究的可能并不是一个随机样本），它的研究方法也很狭隘（所考察的社会经济因素会影响人的一生，而并不是只在童年期才起作用）。无论如何，这项研究至少说明，研究人员为了找到可能的影响因素愿意把探索的范围扩大到何种程度。

业余活动的影响力不容忽视，因为显然它涵盖了许多可以刺激大脑的活动，从填字游戏（好的刺激）到看电视（不那么好的刺激）。我曾经做了很多年电视节目，所以我有种责任感，要把一个证据确凿关于看电视有害的研究介绍给大家。[2]这项研究选取的被试都是七八十岁，已经患上阿尔茨海默症的老年人，研究者从他们的朋友家人那里打听到他们多年以前，40~59岁时都喜欢什么业余活动。他们得到的答案多种多样，社交活动（去教堂、打电话），益智活动（演奏乐器或者下棋）和体育运动（滑雪、散步或者游泳）。与对照组相比，这些患阿尔茨海默症的老年人曾经花在看电视上的时间要多得多，看电视占了他们全天业余活动时间的27%，而未患病的对照组里，这个数字只有18%。对照组的老年人每天都会有额外半小时花在社交或者益智类活动上。每天多看一小时电视，便会使阿尔茨海默症的患病风险明显增加，而消磨在益智活动上的每一个小时都能降低这种风险。考虑到这项研究完成于2004年，它的许多被试这辈子前30年或者更长时间里都压根没见过电视，所以2035年的平行追踪研究就变

---

1 Moceri, V. M. et al: "Using Census Data and Birth Certificates to Reconstruct the Early-Life Socioeconomic Environment and the Relation to the Development of Alzheimer's Disease." Epidemiology July 2001: 12(4)383-389.

2 Lindstrom, H. A.: "The relationships between television viewing in mid-life and the development of Alzheimer's disease in a case-control study". Brain and Cognition 58, 2005: 157-165.

得非常让人期待，因为它将要考察的是那些从小就离不开电视的人。（如果到时候还有电视的话！）

这项电视研究的结论是，某些业余活动是有好处的，另一些则不是：填字游戏比看电视更好。但要得出这样的结论仍然要谨慎；就像我前面说过的，有些研究显示，业余活动的频率而非类型才是最重要的。而且至少有一项研究把看电视列为积极活动，因为它牵扯到"信息处理"，所以属于认知储备的范畴。[1]

还要注意的是，许多业余活动里也包括社交，而拥有一个活跃的社交圈已经被反复证明能增强认知能力。这样说来，就算是看电视，如果是跟一群人一起看的话，也可能比自己单独坐在电视前面要好。

研究者们也想到了另一种可能引起混淆的情况：一旦人们进入痴呆的早期阶段，也许根本还没有诊断出来，他们也会避开需要动脑子的活动。这就意味着这些活动未必真的能够预防阿尔茨海默症。一个人快到60岁的时候正是阿尔茨海默症患病率开始上升的时候，这时，他从哪种业余活动能获得更多益处就是首要问题。虽然我们已经知道，年轻时所受的教育和认知活动水平非常重要，但到底老年时才开始参与某些业余活动能不能达到差不多的效果，这就难说了。

上面提到的这些研究是我筛选过的，不难想象，提到的研究越多，我们对阿尔茨海默症所有可能的影响因素就会有更多细节性的了解：它们之间的精细差异，相互作用之间的复杂性等。研究者使用的是什么类型的心理测试，被试组都是些什么人，数据的可信程度如何——尤其是实际证据——以及统计关系是否足够强，所有这些因素加在一起，就让我们很难得到可靠又快捷的结论。不过，基本原则大概是，所有需要动脑子的活动，尤其在年轻时经历的（当然持续一辈子的也有可能），都能对阿尔茨海默症有预防作用。

但为什么会这样？这些活动到底对大脑有什么实际具体的影响？人类大

1　Wilson, R. S. et al: "Participation in Cognitively Stimulating Activities and Risk of incident Alzheimer Disease". Journal of the American Medical Association 287, 2002: 742-748.

脑具有可塑性，也就是说，它可以长出新的树突，构成新的神经环路和新的神经元网络。就在几十年前，我们还以为成人大脑一旦定型，就不会再产生新的神经元，现有的神经元细胞也失去了分裂能力。那时候没有任何证据可以证明神经元细胞还具有分裂能力，再加上普遍认为大脑应该十分稳定这样的误导，所以大脑能不能建立新的联结？可以。但能形成一整套新的神经元？不可能。当然，神经网络要是太稳定，就很难接受新的信息了。现在我们知道，就算是成人的大脑，也还是具有制造一整套新的神经元的功能的——"神经新生"。而在所有支持的证据里，最好的来自一个最意想不到但是设计精巧的研究。

从1945—1963年，许多国家，比如苏联、美国、法国和英国都进行过核武器的地面核试验。到了1963年，除了法国之外，这些国家都签署了《部分禁止核试验条约》，约定不再允许任何地面核实验，但是地下核试验仍然可以实施。法国和中国虽然从未在这份条约上签字，但是到了1980年也都停止了本国的大气核试验。而在这些核试验里，落下的原子尘含有碳的一个同位素，碳14。它经常被考古学家用来标定文物的年代，因为就算文物只是含有微量碳14也能被探测到，而且它的半衰期长达5 000年还多（意味着在这段漫长时间里它只消失了一半），测定文物剩余的碳14含量就可以测定它的出现年代。当然，需要测量的文物必须是由能够吸收大气里碳14的材料制成的才适合使用这种方法。

这种方法的原理是，因为植物通过光合作用吸收二氧化碳，碳元素就通过这种途径从草食动物转移到肉食动物再进入人类体内。在地面核试验那几年，爆炸让大气中的碳14浓度大大提高，这些碳14以同样途径进入人体，深入细胞层面，甚至出现在染色体的DNA分子上。我想你已经看出来点端倪：如果大脑里的细胞发生分裂，那么它们里面的DNA分子也得被复制，而复制过程里面，碳元素必不可少。如果之前体内有吸收进去的碳14，那么它就有机会被整合进DNA分子里面，出现在这些分裂后形成的新细胞里，而且至少其中一部分至今也还会待在那里。

于是一个多国研究小组开始分析一系列死者的大脑海马组织，他们的死亡年龄为19—92岁（早期研究认为，海马区是一个可能找到新生神经元的区域）。

20世纪50年代以前出生的人大脑里碳14的含量明显高于他们小时候大气里碳14的水平。也就说明了在他们的青少年时期，海马细胞有过复制，而且在复制过程中吸收了碳14。这项研究做得非常漂亮，它澄清了几个结论：首先，最年长的样本一直到50多岁时，他的大脑还在不停制造新的神经元；其次，神经元的新生速度也似乎没有随着时间推移而变得缓慢；再次，对数据做更细致的分析之后可以看到，不是所有海马区的神经元都在经历同样的更新换代，有的区域很活跃，而另一些则没有。海马区一个特殊的叫作齿状回的区域在数十年的时间里一直在近乎疯狂地更新它的神经元，速度达到了大约每天700个新生神经元！这虽然不够阻止海马体积随着时间逐渐萎缩的大趋势，但是至少起了点缓冲作用。

齿状回是一个新生神经元相对活跃的区域这个事实挺让人激动，因为这个结构实际上是大脑神经的瓶颈。重要的新信息必须要通过齿状回来处理，而它的活跃更新可能就是适应性带来的好处。非常明显，齿状回对于"信息分类"来说非常重要，就是因为它，我们才能在头脑里区分今天早饭和昨天、前天的早饭有什么不同，如果不是靠着它对事件建立时间线的功能，那么这些事情对我们来说其实是差不多的。有趣的是，基因完全一样的小鼠如果在实验中发展出不同的探索习惯和不同的领地行为，它们成年后的神经新生水平也不同。

要想确定神经新生在改变大脑、延缓或者预防阿尔茨海默症的过程中起了重要作用，那么我们就得证明新生的神经元确实参与了大脑的智力活动。想在人身上证明这点比在小鼠身上要困难多了。然而，倒是有一个经典例子可以为我们的这个结论提供支持。

每个曾经在伦敦坐过出租车的人都会记得在拥挤的城市街道上驾驶是件多么有挑战性的事情。在伦敦要想成为一位出租车司机，需要对道路熟悉到无须GPS辅助也能找得到路的程度。这种知识是可以被正经称为"学问"的。整个学习过程可以长达3年甚至更多，而整个高强度的学习过程会在大脑上留下痕迹，尤其是在海马区。学习过程既需要形成和保存新的记忆，又需要调用原有对周围空间的记忆，因此对研究而言非常理想。2000年，英国一群科学家发现，有经验的伦敦出租车司机比起对照组司机，其海马区相对更大。[1] 尤其是海马区的右后方，增大最为显著。这项研究的直接结论是因为伦敦出租车司机的专业性，他们对伦敦市地理知识面面俱到的了解导致了他们这部分脑区的扩大。这部分改变实际上是建立在牺牲海马区前部的基础上，因为跟对照组相比，他们这部分脑区相对较小。

这项研究还发现，也不是天生右侧海马区较大的人才会愿意去做出租车司机（尽管作者认为这个问题"本身就很有意思"）。因为海马区右后侧的大小跟工作经验的年限呈正相关，所以海马区不是一开始就比较大，而是在学习过程中变成了这样。

还需要澄清的一点是：这项研究并没有提到到底尺寸的大小变化是由什么原因引起的。有可能来自新生神经元的增多，也可能仅仅是神经环路组织的更复杂而导致的，但是无论如何，它完美地展现了大脑在面对需求时能够改变自身的物理结构来适应。它虽然跟伴随衰老而至的认知储备能力不相关，但是它确实说明，教育和脑力劳动可能也会让大脑在其他部分产生类似的改变。当然也有可能，海马区的改变只是特例。这点我们目前还不完全确定。

所以，关于大脑是怎么衰老的，我们对此的了解在过去几年里发生了根本性的变化。我们现在明白，这是个动态过程。它可以被许多不同的经历所改变，无论是智力上的还是身体上的。我们才刚刚开始理解这些因素到底是怎样共同作用，才能让一部分人不受年老和阿尔茨海默症病变的影响，维持头脑清晰健康。这个观点也许可以解释最近一些调查的结果，实际上，正是这个观点让我们对痴呆和未来的悲观态度有所缓解。这将是下一篇的主题。

---

1 Maguire, E. A. et al: "Navigation-related structural change in the hippocampi of taxi drivers" Proceedings of the National Academy of Sciences. Feb 11, 2000: 97(8)4398-4403.

第十二章 患病率在下降吗？

虽然目前还缺乏足够的学术文章支持（而且尤其在这种情况下，小心谨慎是唯一应该采取的态度），但也有零星报道指出，至少在某些国家，某些特定的病人群体里，阿尔茨海默症的发病率，或者更宽泛点说，痴呆症的发病率是在下降的。至少从流行病学的趋势上说是没有上升的。阿尔茨海默症没有像我们之前预测的成为"21世纪的瘟疫"，而是放慢了脚步。

显然如果这些属于少数派的研究发现的是真实趋势，体现了某种显著性的改变，那么这确实是一个非常重要的发现，值得我们仔细考量。

已经有一些研究发现，痴呆症的发病率目前呈现下降趋势，其中最惊人的是一篇发表在2013年7月《柳叶刀》医学杂志上的文章。这篇文章旨在满足人们要了解痴呆症未来发展情况的需求，如果花费真的像之前预测的那样会越来越高，那么每个人，无论是护理人员，还是卫生管理机构或者医药公司，都需要认清现实。作者认为，目前缺乏关于预测未来痴呆症患病率的学术文章，尤其是对于不同年龄人群的针对性预测。他们也承认，他们不是头一个提出这个问题的，但是他们认为之前的研究（这个我一会儿就会说到）解释起来比较困难，而且由于研究方法的不同，比如取样和诊断的不一致，和被试能接受到医疗保健服务的差异性，所以很难把这些研究整合到一起。在他们看来，从已有文章中得到结论是不可能的事情。

从1989—1994年，研究者对来自英国6个不同区域的65岁老人做了访谈和测试，使用的是几乎一模一样的调查方法，然后从中选取了剑桥郡、纽卡斯尔和诺丁汉3个区，于2008—2011年重复测试了一次。所以一共有两个不同的65岁老人组，两次取样之间间隔20年。每次调查的样本量大概是7 700人。如果用早期样本的结论来外推到普遍人群，那么当时所有患痴呆症的人数约为664 000人。考虑到目前总人口的老龄化状况，可以预测在2008—2011年这次调查里，患痴呆症的总人数大概在884 000人。但实际情况并非如此。第二次调查得到的结果显示，患病人口跟20年前不相上下：670 000人，比预测值少了214 000人，也就是发病率比预期降低了24%。

要注意的是，这项研究选取的是痴呆症，而不仅限于阿尔茨海默症——我一会儿就会说到这点。研究小组还迅速地列出了一些可能的缺陷，比如虽然原因不明，但第二次调查时遭受的拒绝比第一次要多出许多，第一次调查的回复率有80%，而第二次就下降至56%。很难说整个数据会因此缺失什么信息——为什么人们不愿意回复，他们的缺席会对结果产生什么影响？在目前对痴呆的诊断标准还有争议的情况下，准确判断什么样才算痴呆也很困难。

我上面说过，虽然用的方法不同，但这项研究和在它之前的一些研究都得出了类似结论。美国一份综述回顾了那些参与国家长期护理调研项目的人们，发现发病率在1982—1999年间显著降低：1982年的患病率是5.7%，但到了1999年只有2.9%（这或许是从少数同类型的美国研究里得出的最具有决定意义的结果）。但就算如此，像那篇发表在《柳叶刀》上的文章一样，这项综述也囊括了所有类型的痴呆症，对于阿尔茨海默症来说恐怕不是个好消息，因为几乎所有降低的部分都是所谓的"混合型"痴呆，即病人既有阿尔茨海默症的某些改变，又合并了大脑的血液循环障碍。脑卒中发病率的缓慢降低，以及对供血障碍更有效的治疗方法才被认为是痴呆症患病率降低的原因所在。仅靠这一篇文章，我们无法了解更多关于阿尔茨海默症患病率变化的信息。

在鹿特丹，也有一个为期10年（1990—2000年）的类似研究。虽然结果没有达到统计学的显著水平，但是下降的趋势如此明显，已经足够说明研究者们观察到的是真实存在的现象。他们之所以有信心，一部分原因也归功于核磁共振成像。扫描结果显示，近10年里，脑萎缩和小血管病变都减少了不少。不仅如此，在1990年的被试里，死亡率要高出许多，意味着也许有人可能在出现痴呆症状之前就已经去世了。而10年之后他们也许能活得足够久，以至于症状严重到足以确诊痴呆症的程度，所以2000年的患病人数就会相应增加，一定程度上掩盖了原有的下降趋势。研究者也指出，对痴呆症的各种报道以及相应关注意识的增强也会人为提高后一次调查的患病率。其实像这项研究里这样，连统计学显著水平都没达到还要力证自己是对的，正说明了大家对这个问题有多关心。

尽管是擦边的显著效应，但这项研究的作者还是认为，痴呆症的患病率下降可能归功于两大因素：血管性疾病的患病风险降低，和大脑储备理论的一大要素——教育。

这些结果也在瑞典一项对75岁老年人从1990—2005年的随访调查中得到了再次验证。痴呆症的患病率在这两次取样时间点都大约在18%。看似两者几乎没有差别，但在2005年，患上痴呆的病人能存活更长时间，因此会有更多痴呆病例被记录下来。存活时间增加加上患病人数维持稳定，就意味着随着时间过去，新增的痴呆病例其实比原来减少了。在这当然也有可能是人们对痴呆的关注意识增强，所以在之后的一段时间，被诊断为痴呆症的人数也更多。另外，他们还发现了许多影响患病率的因素，其中有的起的是正面影响，也有的是负面影响。减少抽烟量、加强身体锻炼、降低血胆固醇水平和降低血压都可能降低患病风险，但肥胖和糖尿病的高发病率又会抵消这些好处。

让我们暂时回到《柳叶刀》上的那项研究，它报道的痴呆症患病率在之后那次调查比预测值低了大概24%。患病率降低的可能原因是教育和医疗卫生条件的普遍改善。两个取样的时间点之间间隔将近20年，考虑到被试年龄都在65岁以上，那么他们的入学时间就应该是20世纪二三十年代和四五十年代。我不知道有没有研究尝试过探索这20年间英国教育有什么特别改变，可以降低痴呆症的发病率，如果有的话，就将会是非常让人感兴趣的关联。

这些研究也经常用智商值（IQ）作为大脑储备的一个指标，而我们有足够证据显示，在过去数十年里，智商值是在稳步上升的，这个现象被命名为"弗林效应（The Flynn Effect）"（虽然詹姆斯·弗林本人抗议说他根本没有发明这个词）。[1]智商值在各种学术文章里经常被当作大脑储备能力的测量指标，所以是否是智商值的逐年增长起了作用？弗林自己坚持认为，智商测试测量的是智力的许多不同方面，而测试分数的不断提高可能只是一部分能力的提高，而非全部。因为如今的世界需要我们具有某些跟原先不一样的智力，所以这部分得分就一路攀升。但这不能说明我们就比父母一代聪明，或者我们的孩子聪明绝顶或者我们的祖辈其实……呃……挺蠢的。我们在智商测试里取得高分的原因只是它们过时了，如果把它们按照现在的情况加以更新，那么这些分数就是合理的。举个例子，菲林认为我们现在也许更擅长分析，但我们的先祖在空间记忆方面表现得更好。另一个例子：如今家庭规模都比较小，所以孩子们有更多机会在家听到成年人之间的谈话，这让他们有更多机会接触到这类信息。问题在于，智商测试里到底有没有哪个部分被证明是可以预防痴呆症的？就我知道的而言，目前还没有这方面的尝试。

但到底又有什么特别的原因，让所有这些研究项目都着眼于痴呆症，而不是针对阿尔茨海默症？它确实让原先的希望之光略显黯淡了，因为阿尔茨海默症不过是所有痴呆症中的一部分。就算是那些被诊断为"阿尔茨海默症"的人，他们的情况也很复杂。当然，我们在其中一些人的大脑里能找到斑块和神经缠结，但也有不少人大脑里存在微小梗死，那些地方因为缺乏血液供应，已经形成了不可挽回的损伤。小血管爆裂或者血栓堵塞了血流都可能引起梗死。有的大脑里只有许多这样的小梗死，也有的与斑块和神经缠结共存。可能存在的还有路易小体，它与斑块类似，也来自一种折叠过程中出错而沉积下来的蛋白质——在这儿构成它的蛋白质是α-突触核蛋白（alpha-synuclein）。确凿无疑的是，有些大脑里只有路易小体，有些大脑里既有路易小体又有斑块和缠结还有其他的，甚至也可能包括一些小的梗死。血管问题也有可能与环绕神经元的斑

1　http://www.psychometrics.cam.ac.uk/about-us/directory/beyond-the-flynn-effect.

块之间直接相关。2014年初发表的一份研究显示，脑动脉硬化（或者弹性减弱）病变程度最严重的病人大脑中的斑块也最多，他们在之后两年内大脑里淀粉样蛋白沉积也比其他人更多。[1]一个可能的原因是，因为动脉血管里的血流受阻，所以没法像正常时那样冲走沉积的斑块。但愿事实真的就是那么简单。

所以，《柳叶刀》上的研究和所有其他研究，在处理痴呆症的问题时，都把阿尔茨海默症跟其他类型的痴呆混为一谈。要想精确地区分它们，就算不是完全不可能，也是很困难的。大致估计的话，阿尔茨海默症约占65%，20%~25%是脑梗死，剩下10%~15%属于路易小体性痴呆。但是这些数据不可能精确，比如微小的梗死或者相关的血管性病变就非常难以量化，至少部分原因是血管性损伤其实涵盖了范围广泛的一大类损伤，从肉眼明显可见的，到只有显微镜才能发现的都有。下面我要介绍一些来自拉什记忆和衰老项目里的研究成果，就可以看出血管性病变到底有多复杂。[2]

他们一共检查了179个大脑，其中大多数来自于80岁以上的死者，所有人都被诊断患有痴呆症。这些被检查的大脑里，有157个确实显示出阿尔茨海默症的病变迹象，但其中54例同时也有肉眼可见的脑梗死存在，另外有19例显示出路易小体性痴呆的征兆，更有8例是三种病变都有。最后，在所有依据生前测试结果被诊断为阿尔茨海默症的人里，差不多有一半人实际上患有的是混合型痴呆。在所有诊断为"疑似阿尔茨海默症"的病人里，只有不到一半的人大脑里存在斑块和神经缠结，却没有其他病变。最重要的事实是，纯粹的阿尔茨海默症病人只占所有痴呆症的大概一半的比例。

关于各类痴呆所占的百分比，不同研究给出的预测也不一样，仅在拉什记忆和衰老项目里，在其他条件都不变的情况下，这一百分比在各个分研究里也都不一样。考虑到这些不同，只是粗略地看，我们可以大概说，如果痴呆症的

1　Hughes, T. M. et al:"Arterial Stiffness and B-Amyloid Progression in Non-demented Elderly Adults."JAMA Neurology March 31 2014.

2　Schneider, J. A. et al.:"The Neuropathology of Probable Alzheimer's Disease and Mild Cognitive Impairment". Ann Neurol. 66(2)August 2009 pp. 200-208.

患病率减少了20%，就意味着阿尔茨海默症的患病率减少了10%。显然这也还是一个好消息，但还有一个被广泛接受的论点，对痴呆症患病率的下降起最重要作用的是血管系统健康的改善。这一改善主要源自减少吸烟、加强锻炼和对高血压高血脂更好的日常控制治疗。那么，什么是心血管健康改善的最主要的影响？受影响最大的是因为脑栓塞引起的痴呆，而不是斑块和神经缠结导致的。所以患病率降低20%实际上意味着血管性痴呆减少15%，而阿尔茨海默症只减少了5%。

这个凭猜测估计的阿尔茨海默症患病率降低5%可能被严重低估，但就算如此，5%也是个不小的数字了：至少它完全扭转了之前看似稳步上升的趋势。对公共卫生来说，这一数字的意义深远——每年的新发病例数的减少会随着时间积累产生巨大影响。

但在这件事上保持乐观也并不是件容易的事情，像我上面提到的这些研究也不能作为一锤定音的答案。它们仅仅是开始：现在我们需要更多类似的研究，追踪时间更长，对死后大脑的解剖观察也得更为细致。

但是这些结果对当下也有重要意义。我们认识到，即使都诊断为阿尔茨海默症，病人之间的个体差异程度比我们之前预料的更甚，这就额外增加了新的不确定因素。虽然100年来，斑块和神经缠结一直是普遍认可的诊断指征，但它们各自有什么作用仍然疑雾重重，我之前已经讨论过这一点：斑块跟疾病的蔓延并不相关，但神经缠结就可以显示病变发展的路径。神经缠结其实也并不是确定无疑的病因，有可能它们都是疾病发展到终末期的结果，而非开始。

心血管系统医疗保健条件的改善能够预防相当比例的痴呆症，这项新发现让大脑血供又重新回到了关注点上。如果你还记得，从20世纪早期开始，大脑血液循环障碍都被认为是造成痴呆的基础疾病。然后随着阿尔茨海默症受到重视，血管问题就被搁置一边了。然而它仍然是造成相当数量痴呆症的原因所在——有估计称，所有阿尔茨海默症的诊断里，大概有30%其实是血管性痴呆。

这种不确定性虽然在医学里不算罕见，但是它对抗阿尔茨海默症的药物研发提出了一个严肃的问题。目前治疗阿尔茨海默症的药物，几乎全部都是针对斑块的，不是预防它们的产生，就是促进它们分解，或者等它们沉积下来再帮助它们排出体外。而如果我们对斑块究竟起到什么作用都还没有充足的证据，那么就得好好考虑一下到底值不值得在这上面投入如此多的研究资金。

确实有人对此投反对票，其中最著名的一位是已故的马克·史密斯（Mark Smith），他的文笔和观点一样漂亮，值得一读。任何一个写出《哥白尼再现：论阿尔茨海默症里的beta淀粉样蛋白》文章标题的人都值得整个学术界为之惊艳，在这篇2001年发表的文章里，他和共同作者认为，阿尔茨海默症目前的研究情况就像哥白尼以前的天文学，那时人们都相信地球是太阳系的中心。此时的淀粉样蛋白就相当于那时的地球。这篇文章并不是内容平平，只靠取一个聪明的标题来吸引眼球；相反，史密斯等人选的比喻非常贴切：

"本综述其实是作为一次马丁·路德式的尝试来'提供另一种可能性'，试图以此打开神圣淀粉样蛋白学派的大门，让他们接受衰老才是这种疾病里无处不在的因素，而beta淀粉样蛋白其实只是其中的一颗行星。"[1]

这篇文章自己也承认，如果整个事情不过是学术象牙塔里的争论，那么它对于实际生活的影响应该并不大。但史密斯和他的同事们指出，现在事情远不止如此，他们坚信，就算在淀粉样蛋白的研究里投入上百万美元，我们仍不清楚斑块如何在活人大脑里集聚沉积、如何能在生前不用尸检就做到确诊以及任何有效的治疗方法。他们的主要观点是，对阿尔茨海默症来说，比起淀粉样蛋白，衰老本身才是起核心作用的角色。淀粉样蛋白可能参与其中，但也仅此而已：它是一个因素，但并不是整个宇宙的中心。

在这篇文章里他们还回顾了一些可能跟阿尔茨海默症相关，但其中没有淀粉样蛋白参与的病变过程，比如氧化应激、长期损伤和炎症过程，来支持他们的观点。但史密斯没有就此止步。在他（和同事）2009年的一篇文章里，他提

---

1 Joseph, J. et al.："Copernicus revisited:Amyloid Beta in Alzheimer's disease". Neurobiology of Aging 22 2001: 131-146.

到了关于斑块两个广为人知的异常点：斑块跟痴呆症在大脑的发展并不相关，而且很多大脑里有斑块的人并没有表现出相应的智能受损。他用这两点来支持他提出的离经叛道式的观点，即斑块并不是抗阿尔茨海默症药物的最好靶点，它实际上只是大脑把那些真正有害的坏东西——前体小分子关起来的产物。[1]这些有毒害的小分子倾向于聚集形成斑块，而史密斯的研究小组指出，从其他生物变化的过程来看，聚集沉淀其实是一种保护过程，它们可以把那些毒性最强的小分子从循环中清除出去，而淀粉样蛋白的沉积可能也是遵循这一原理。在这种情况下，让斑块破裂或者防止它们的成型，反倒可能会适得其反。

公平地说，持有斑块起到保护作用这种观点的人并不只有史密斯一人。丹尼斯·塞克尔（Dennis Selkoe）作为主流学说的著名支持者，推崇的是"淀粉样蛋白级联反应"（即积累的淀粉样蛋白导致斑块、神经缠结的形成，导致突触解体、细胞死亡，最终让大脑不堪重负）。然而，他也同意斑块可能起到了保护作用，因为它们可以清除掉短小的斑块前体，让它们沉积失活，从而预防它们可能造成的伤害。

以这个观点看来，斑块本身并不会导致任何伤害——有毒的是那些更短些的片段，它们聚集在一起形成斑块。这些短片段可能由不少beta淀粉样蛋白质分子组成，而一个斑块含有的蛋白质分子可能超过100万。即使斑块的作用是为了稳住这些短片段，但它也只能捕获其中的一部分，还有一部分仍然溜之大吉：它们的逃跑对我们可不利。

史密斯提出的，目前研究对于淀粉样蛋白过于重视这一观点，也引发了学术界的关注，收获的评价也是毁誉参半。淀粉样蛋白是关键因素的证据来自对比如奥古斯特·D这样患有早发型阿尔茨海默症病人的基因研究。大多数来自这个领域的研究者都认为，迟发型的阿尔茨海默症相比之下更为常见，它跟早发型阿尔茨海默症其实是一种疾病，或者至少关系非常密切，所以有理由可以

---

1 Castellani, R. J.: "Reexamining Alzheimer's Disease: Evidence for a Protective Role for Amyloid B Protein Precursor and Amyloid B." Journal of Alzheimer's Disease 18 2009 pp. 447-452.

顺着早发型阿尔茨海默症提供的线索，继续在淀粉样蛋白的方向上探索。但也有可能这两者之间的关系并没有那么紧密，也许从早发型阿尔茨海默症中发现的结论并不适用于迟发型疾病。循着这条思路，有人也认为阿尔茨海默症也可能与糖尿病类似，1型和2型糖尿病虽然症状类似，但背后的病因却不同。

如果我们把所有的反面证据都放在一起，甚至可以得出结论，其实根本没有什么有说服力的证据能让我们把正常衰老过程和阿尔茨海默症区分开来。彼得·怀特豪斯（Peter Whitehouse）是一位受人尊重的著名科学家，但却在某种程度上可以算是非主流阿尔茨海默症的研究者。他写过：

"从某种意义上说，如果我们活得足够久，那么每个人都会患上阿尔茨海默症。"[1]

怀特豪斯声称，比起其他疾病，阿尔茨海默症的诊断标准更模糊，而医生倾向于过度诊断的习惯可能弊大于利，亟待观念更新。如果权衡诊断给病人带来的打击和他们只有为数不多的治疗手段可供选择，那他的论点确实很难驳倒。同时，大多数研究者还是忠于罗伯特·卡茨曼于1976年发表的概念：

"……早发型和迟发型的阿尔茨海默症是一种疾病，其病因仍需探索，疾病的发展需要加以控制，最终这将是一种可以预防的疾病。"[2]

至少目前，从优化治疗方法的角度来看，除了针对beta淀粉样蛋白组成的斑块，也没有其他更好的治疗选择。至于它到底对不对，只能交给时间来评判了。

所以现在的状况是，我们需要考虑的不止是基因诊断，还得考虑与之密切相关的治疗问题。这两者密不可分，因为基因提供了将淀粉样蛋白作为首要靶点的理论基础，这也是我们所有人到最后都非常关心的问题。"我也会得病吗？""如果是，有什么能帮我的？"遗憾的是，医学科学里充斥着大量这样的前沿问题，我们至今还没有找到一个让人满意的答案。我们对基因诊断的了解

1　Whitehouse, P. J. The Myth of Alzheimer's St. Martin's Griffin new York 208 p. 56.

2　Katzman, R.: "The Prevalence and Malignancy of Alzheimer Disease" Archives of Neurology 33 April 1976: 217-218.

也只是一部分，它可能带来许多误解。至少到目前为止，当前的治疗方法尚未取得什么效果。但这才是需要研发工作的地方。到底何时何处才会出现第一例真正有效的抗阿尔茨海默症药物？我们拭目以待。

这是个有风险的买卖，是科学领域的走钢丝，背后是强大的政治和经济压力。而且至少在某些人看来，它阻挡了人们探索其他更不确定的设想。这一点，没人比马克·史密斯说得更透彻：

"说实话，曲解科研方法，控制正在遭受这种不断蔓延，破坏性巨大且无法治愈的疾病折磨的绝望民众，这就是21世纪阿尔茨海默症研究和治疗的主要特点"。[1]

1　Castellani, R. J.："Reexamining Alzheimer's Disease: Evidence for a Protective Role for Amyloid B Protein Precursor and Amyloid B."Journal of Alzheimer's Disease 18 2009: pp. 447-452 p. 448.

第十三章　我也会得病吗？如果是，那么是什么时候？

　　有时候最简单但最重要的问题是最难回答的。因此，科学经常无法给出我们渴望的确定感。对阿尔茨海默症来说，目前我们能做到的极致也不过是提供一份暂时的、经常不十分令人满意的答案，来尝试回答这些最为重要的问题。

　　要回答本章标题提出的问题，需要对痴呆症有非常深入的了解，这个要求超出了目前所有人的能力所及。但如果今后有任何一门学科可以回答这个问题，那应该是遗传学。不是杂交育种的绵羊或者为什么你的眼睛是蓝色的而你哥哥的眼睛是棕色的那种遗传学，而是分子遗传学。DNA(脱氧核糖核酸)如何发挥它的影响，在这个过程中会出什么差错。如果我们想要全面了解痴呆症，特别是阿尔茨海默症，这就是必经之路。

　　在爱罗斯·阿尔茨海默的年代，根本没有人——就算有也是极少——能够认识到遗传学，或者说家族史可能在痴呆症里起了作用。我之前也提到过，那时候甚至连基因是否存在都没有统一意见。而让人们认识到基因在阿尔茨海默症里起了核心作用的契机来自一个意想不到的方向：对唐氏综合征病人的研究。

　　19世纪晚期，唐氏综合征患者的预期寿命一般为12~15岁，但也有例外，其中有些人能一直存活长达几十年。医生们那时开始注意到，他们似乎表现出某些痴呆症状。但直到20世纪40年代末，唐氏综合征和阿尔茨海默症之间的关系才变得清晰起来。乔治·杰维斯 (George Jervis) 报告了3例大脑尸检结果，分别来自3名40岁左右的唐氏综合征患者。他在文章里提示，这些患者的"智力衰退"合并有阿尔茨海默症的特征性病变"神经元变性，大量陈旧性斑块和阿尔茨海默症的神经纤维缠结"。[1]

杰维斯注意到，除了发病时间非常早，这些病例在其他各个方面都像是老年痴呆症的典型病例。但在1948年，当时通行的观念是，痴呆是伴着衰老不可避免会来临的现象，而非一种疾病。所以他发现的这些共性也只是被看成奇怪的特例。但实际上唐氏综合征和阿尔茨海默症之间的关联将开启一扇新的大门，让我们能以全新角度看待这两者。

1958年，就在杰维斯的文章发表10年后，法国遗传学家杰罗姆·勒琼（Jérôme Lejeune）也公布了他的发现，唐氏综合征的病因是病人多了一条21号染色体的拷贝，正常人有两条，而他们有3条，形成了所谓"21三体"。有时候多余的是一整条染色体，有时候只是片段。前人研究发现，唐氏综合征患者都有独特的指纹和掌纹，勒琼知道，这些特征都形成于胎儿时期，所以怀疑唐氏综合征也许是一种发生于孕期的遗传性疾病。就在两年之前，人们才刚刚确定，人类细胞里有46条染色体（在此之前数十年，广泛流传的误解是人有48条染色体）；勒琼展示的照片显示，唐氏综合征患者的染色体数目是47。

只有一个小问题：这项工作并不是由他自己完成的。这是个不折不扣窃名盗誉的故事。真实的故事是这样的：勒琼的导师，雷蒙德·特平（Raymond Turpin）在多年之前就提出，唐氏综合征的可能病因出在染色体上，而人类染色体数量从48条调整到46条，不由让特平抱怨没人听他的意见，所以一位年轻女性，刚从哈佛回来的玛尔特·戈蒂耶（Marthe Gautier）自告奋勇来验证他的假说。她在实验设备非常不充分的条件下，还是成功证明了唐氏综合征病人的组织细胞确实含有47条染色体，但她的显微镜不够好，所以没能拍出质量符合学术杂志要求的照片。这时勒琼就出场了。他经常出入她的实验室，了解到这个问题，他便主动提出他可以把显微切片拿去拍出符合要求的照片。然后他就再

1　Jervis, G. A.："Early Senile Dementia in Mongoloid Idiocy". Am J Psychiatry 1948(105):102-106.

不见踪影。之后的故事你们都知道了，1958年8月，他向蒙特利尔人类基因组国际会议宣布了"他的"发现，唐氏综合征的病因是一条多余的染色体！

戈蒂耶是这篇文章的第二作者，但她却是剽窃学术成果的受害者。这桩公案于2014重燃战火，因为本定于2014年1月31日，在波尔多举行的表彰庆祝戈蒂耶发现唐氏综合征病因的活动被禁止了。你要问谁是禁止这项活动的人？答案是杰罗姆·勒琼基金会。

那条多余的染色体，和它携带的数百个基因，在许多方面影响了正常的生长发育过程。好消息是，唐氏综合征患者如今比以前能活得更长，但这只不过更突出了它跟阿尔茨海默症的联系。有人预测，凡是患有唐氏综合征的病人，如果能活到65岁，那么他们的大脑将会无可避免地布满斑块和神经缠结，其中3/4的人会表现出痴呆症所有典型的精神症状。无论是斑块、神经缠结还是痴呆症状，在他们身上出现的都要更早，但正如其他阿尔茨海默症患者一样，在唐氏综合征患者里，也不是所有大脑表现出病态的人都显出痴呆症状。

把一条多余的染色体，与伴随而来的大脑里斑块和神经缠结形成的高风险联系起来，使我们可以从一个全新角度，更清晰地理解阿尔茨海默症的遗传学。早年也确实出现过遗传学方面的提示信息：在20世纪20—30年代之间，也偶尔有文章称他们找到了家族性的阿尔茨海默症，其患病率在一个家庭中比正常高出许多。例如，有少数报道说，同卵双生的双胞胎一起患上阿尔茨海默症，但极少有用大脑尸检寻找斑块、神经缠结或者细胞死亡等证据。因此这些报道就慢慢销声匿迹了。

直到20世纪70年代末，明尼苏达大学的莱昂纳德·赫斯顿（Leonard Heston）提出，唐氏综合征患者的痴呆症状，第三条21号染色体和阿尔茨海默症，它们之间存在共同之处。赫斯顿分析了一组阿尔茨海默症的病人，发现这些人的亲属当中，患有唐氏综合征的比例高得不正常——比正常时高出了6倍。赫斯顿总结道，从斑块和神经缠结的出现，以及那条多余的染色体可以推断，存在某种共同的遗传因素，不仅导致了唐氏综合征，也可能是阿尔茨海默症的遗传学基础。[1]

赫斯顿大概当时没有料想到，基因科学能走多远，而他的这些话又将被后人如何演绎。但遗传学用其独特方式，让阿尔茨海默症的研究成为科学，一旦关注逐级聚焦——从痴呆病人深入到他们的大脑，再到神经元组成神经元的分子，那么你就会发现你已经身处基因世界，那些DNA、RNA、蛋白质——所有的分子纷纷登场。

在那个年代，说21号染色体可能跟阿尔茨海默症有关，确实是大胆，甚至可以称得上惊世骇俗的说法。但其实当时能做的并不多。能够带来革命性变化的技术雪崩——不仅带来分子处理所需技术，也包括思考方式的改变——那时还正在路上。

现在，让我们用21世纪的眼光去看待阿尔茨海默症的遗传学。来自唐氏综合征的证据表明，可能存在一个阿尔茨海默症基因——或者一系列基因——而位置就应该在21号染色体上。这到底是什么意思呢？

染色体是许多DNA打包形成的，但只有在细胞即将分裂的时候，我们才能从显微镜看见它们。在分裂间期，DNA就散开以一种更松散的状态存在，称之为"染色质"。但幸运的是，DNA的聚集是周期性的——这就方便了我们定位一个基因相对于其他基因的位置。（尽管"方便"这个词在一开始绝对不符合实际情况，几十年之前，从得到一项重要发现到后续应用可能相隔数年。从20世纪初，人们就开始积极推进绘制遗传图谱的工作，但尽管经历了一次又一次的技术革新，这项工作到目前也仍未完成。）

整个工作始于对果蝇基因组的研究，遗传学家们发现，在果蝇的性染色体上有一些特定的基因，可以用来追踪染色体的代际进化。又过了60年，对染色体观察检测方式的改变让我们也能够解读除了性染色体之外的其他染色体的基因，通过它我们了解到，一个基因在染色体上离另一个越近，那它们在一代

---

1 Heston, L.: "Alzheimer's Disease, Trisomy 21 and Myeloproliferative Disorders: Associations Suggesting a Genetic Diathesis". Science 196（1977）：322-323.

代的交配中还是能紧密地靠在一起，能够避开生殖过程中常见的基因分离重组。然后，更新近的技术让我们可以鉴别出一个基因的每一个亚单位(核苷酸)及其排列方式，这些亚单位成百上千，虽然看不到，但是可以通过化学手段分辨出来。如今是基因科学的时代，基因鉴别和基因图谱技术的发展日新月异，更新之快能让上一辈从事基因研究的专家也跟不上趟。

DNA上各个亚单位的排列顺序被细胞内的细胞器转译出来，形成对应顺序排列的蛋白质亚基(氨基酸)。因为活细胞里大部分工作是由蛋白质承担的，而且它们的功能性是严格由一个个氨基酸的排列顺序决定的，所以在从DNA到蛋白质的转译过程中，任何一点干扰都会造成潜在的危害。

转译过程是3∶1的对应行为——DNA里3个连续的核苷酸可以编码蛋白质里一个特定的氨基酸。如果核苷酸被改变，那么这个被改变的编码就常常会制造出一个不同的氨基酸——甚至是停止转译成氨基酸的整个过程。增加或者减少一个核苷酸就让后面的读取框都发生了平移，就好像在一系列由3个字母组成的词里，丢掉了一个字母，会影响后面所有的词。这些改变或者替换就是突变，而它们的影响其实对它们身处的DNA来说很少，而是更多作用在它们突变所制造出来的蛋白质上。[1, 2]

如今我们对21号染色体上发生了什么有了更好的了解。在这个染色体上，有一个基因负责产生名叫APP的蛋白质，淀粉样蛋白前体蛋白（amyloid precursor protein）。我在第八章曾经提到过它，这是一个长而迂回的蛋白质，它的功能到目前为止尚不清楚。我们知道的是，它在细胞里有不同的处理途径，会形成不同大小的产物；在神经元里，它从轴突被运送到突触端，那里是神经

1　我们既没有时间展开来讲疾病背后那些引人入胜的细节：今天人们是如何理解遗传机制的；也不会深入去追踪整个曲折艰辛，时而令人沮丧的科研过程。基因科学家鲁迪·坦茨的著作《解码暗物质》，记录了他自己在这一科研领域的个人经历，给这两方面都做了最好的注脚。参见Tanzi and A. B. Parson, Decoding Darkness(New York:Basic Books, 2000).

2　我不想特别深入详细地阐述DAN/蛋白质之间的关系，但需要说明的是，我们身体里大多数的DNA都不太受突变的影响。仅有2%的DNA才可以用来编译制造蛋白质，余下的都用在调控这些基因，或者保证这种大规模的编译机制正常进行。这98%的DNA曾经被叫作垃圾DNA，现在人们通常认为，这个名字暗示着科学家认为它们是没有用的，但我从来没见过哪个科学家在那时宣称垃圾DNA是没有功能的，他们只是当时不知道垃圾DNA的作用是什么。

元跟临近神经元交流的端口，APP蛋白质插入细胞膜，在膜上迂回穿梭在膜内和膜外。它也不会一直这么待着，会有特定的酶把它分割成几个片段，每一个都有自己独特的功能。要想一切运转正常，这些由酶完成的"小手术"必须正好发生在正确的地方。这个位置是由酶分子上一些特定的凸起或者凹陷，跟淀粉样蛋白前体蛋白上镜像位置结合的亲和力决定的。就像手和手套、钥匙和锁的关系，蛋白质跟受体的结合只会比这些更复杂更动态化：在这个过程里，钥匙和锁都在颤抖扭转着，周围还有一大堆分子熙熙攘攘推挤着它们。这是个非常困难的情况，需要高度精确性。

任何基因突变、氨基酸之间的相互替代，或在这一片混乱之中再引入任何排列错误都会造成问题。而事实的确如此。现在我们已经发现了淀粉样蛋白前体蛋白分子上超过30个突变，其中许多就正好位于酶的作用位点上，就在这个点上，分子被酶切成两半。而突变造成的对淀粉样蛋白前体蛋白分子的不精确切割，到头来就会释放出beta淀粉样蛋白——阿尔茨海默症里的坏角色，尤其是这个由42个氨基酸组成的版本——它易于跟其他相似的分子黏合积聚在一起，最后沉积起来，形成大脑里的斑块。

但有害的不仅仅是APP蛋白被不正确的切割，制造过多的蛋白也有相同的危害。唐氏综合征里，这就是病因所在——整个形成淀粉样蛋白前体蛋白的基因又在那条额外的21号染色体上复制了一次。

所以现在我们就可以解释，为什么唐氏综合征的病人如果活得足够长，就无可避免会在大脑里积累许多斑块。对于疾病的谜团来说这是个满意的答案，但悲哀的是，*APP*基因在表达上的小错误只解决了阿尔茨海默症遗传学里的一小部分问题。首先，21号染色体主要是在早发型、家族性阿尔茨海默症里起主要作用，这种类型都是一家一家出现，而且发病非常早，通常在50~60岁（有时候比这更早）。其次就算这样，也只有10%~15%的家族性阿尔茨海默症是由这些突变引起的。[1]

1　http://www.ncbi.nlm.nih.gov/books/NBK1236/.

但统计数据在继续降低：家族性病例只占所有早发型阿尔茨海默症的50%，而早发型阿尔茨海默症也只占所有阿尔茨海默症的5%~10%。所以就算把全部的都算进去，21号染色体缺陷也只能解释全部阿尔茨海默症里最多不超过0.5%的病例。[1]但这些研究仍有相当的重要意义。它们值得关注，因为它们证明了遗传突变确实可以导致阿尔茨海默症。在一些大家庭里，这类突变非常泛滥，这将成为我们测试新的治疗方法的绝佳机会——第十四章里会有更多这方面的介绍。

但要回答"我会得病吗？"这个问题，只有这项研究做基础，就略显得勉强。有些能够导致早发型家族性阿尔茨海默症的突变是显性遗传的，意味着只要你从父母任意一方得到一个基因拷贝，你就必然会患上阿尔茨海默症。但也不是所有基因都是那么一锤定音，要不要去做一下遗传咨询只取决于你到底对潜在的易感性有多焦虑。你也许会觉得，既然疾病无可避免，无法治愈，又注定让你觉得痛苦，那么知道这个事实没有多大意义，但也有许多人有很充分的理由想知道，而且我们从相关研究可以知道，他们面对最坏的情况也还能处理得出乎意料的好。[2]

最近关于APP最让人振奋的一项发现，来源于对冰岛老年人的大样本研究，DeCODE基因公司（DeCODE genetics）是AmGen生物技术公司的一个子公司，它于2012年宣布他们发现了APP基因上的一个突变，跟其他所有已知突变都背道而驰，它事实上降低了患阿尔茨海默症的风险。跟那些表现出痴呆症状的老年人相比，这一基因突变在85岁认知能力未受损的老年人身上相对普遍。实际上，携带有这种基因的冰岛人在任何年龄都更聪明。[3]

他们宣布的结果让阿尔茨海默症的世界产生了一点积极的震动，并不是因为听到有这么一群头脑健全的冰岛老年人，而是它鼓励了那些以淀粉样蛋白级

---

1 http://www.ncbi.nlm.nih.gov/books/NBK1236/.

2 Wu, L. et al: "Early-Onset Familial Alzheimer's Disease (EOFAD)". Canadian Journal of Neurological. Sciences 39（2012）: 436-445.

3 B. De Strooper and T. Voet, "A Protective Mutation," Nature News and Views 488 (August 2, 2012): 38-39.

联反应假说为基础，针对清除斑块而研发相应药物的人们。当然有人试图诋毁，理论本身也并不是无懈可击，但我们毕竟发现了一个基因突变——它能够影响淀粉样蛋白前体蛋白如何被切分，而且还最终导致beta淀粉样蛋白水平下降，这就肯定是一条有希望的治疗之路。(DeCODE基因公司多年来一直陷入争议。要想建立基因信息数据库，需要能够查看冰岛人的个人医疗信息记录。而在冰岛政府授了DeCODE基因公司这个权利之后，他们侵犯隐私的行为和糟糕的经营业绩让许多冰岛人不满。最后，直到DeCODE公司于2012年被美国的AmGen公司收购，这些争议才慢慢平息。)

DeCODE基因公司发现的APP分子上的有益突变带来了轰动。而同等重要的是(至少对生物化学家们来说)，这一发现凸显了*APP*基因上的这一特定位点有多么重要。因为科学家们已经熟知，就在这个基因的同一位置发生的另一种突变可以导致患上阿尔茨海默症的风险升高。同样是编码一个氨基酸的3个碱基，一种排列可以降低风险；换一种排列就生成了另一种氨基酸，风险上升。

除了*APP*基因，在早发型阿尔茨海默症里，还有另外两个基因也非常重要，它们分别叫作早老蛋白1 (presenilin 1)和早老蛋白2 (presenilin 2)。被人们重新找回的，由爱罗斯·阿尔茨海默制作的奥古斯特·D的大脑切片 (我在第二章里讲到过这个故事)就完美体现了其中一个基因，[1]早老蛋白1的作用。不知读者们是否还记得，奥古斯特在51岁第一次见到阿尔茨海默时，就已经表现出了相当程度的痴呆症状。显然她患上的是早发型阿尔茨海默症。20世纪90年代，当阿尔茨海默的切片重见天日，人们用遗传学的手段分析她的大脑组织，就发现她携带有早老蛋白1基因的一个突变 (这个突变目前还没有在其他病人身上发现，它其实只在超过400个氨基酸的分子上改变了一个氨基酸)。它的确独

1　至于到底这个突变是否真的存在，学术界还有争论。脑组织切片的基因分析结果并不一致，作者在之后的注释里也提到了这一点。具体可以参考这两篇对脑组织切片进行基因分析的论文：

1. Rupp, C. , Beyreuther, K. , Maurer, K. , & Kins, S. (2014). A presenilin 1 mutation in the first case of Alzheimer's disease:Revisited. Alzheimer's & Dementia, 10(6), 869-872.

2. Müller, U. , Winter, P. , & Graeber, M. B. (2013). A presenilin 1 mutation in the first case of Alzheimer's disease. The Lancet Neurology, 12(2), 129-130. ——译者注

特，但它所处的位置跟其他已知的突变非常接近。其中，有两个从其他标本中发现的突变就位于奥古斯特携带那个突变的旁边，说明这一处是早老蛋白非常重要——也非常脆弱的一段。而且早老蛋白1似乎是非常容易突变的一段基因，就在我写这一章的时候，人们已经发现了197（！）种可能的突变。[1]

早老蛋白1基因位于14号染色体上，是参与编码切分淀粉样蛋白前体蛋白的酶复合物的一部分。早老蛋白2则是除APP和早老蛋白1之外，第三个涉及家族性早发型阿尔茨海默症的基因。它跟前两种基因参与的生物过程完全一致，尽管它位于1号染色体上，跟APP和早老蛋白1所处的染色体相隔甚远。所以我们能清楚地看出，基因在哪条染色体上其实并不重要，重要的是它们的功能。所有这些基因都或多或少地参与到淀粉样蛋白前体蛋白的切分过程中。不过，虽然早老蛋白1和2的名字和作用都差不多，但由它们导致的阿尔茨海默症患病比例相差甚远。早老蛋白1基因有许多突变类型，是个举足轻重的角色，它可以解释75%的早发型家族性阿尔茨海默症的病因，而早老蛋白2基因则不太重要，只能解释其中5%~10%的疾病。

然而，这3个基因及其突变一共也只能解释大概一半的早发型家族性阿尔茨海默症，所以其实还有许多家族虽然有人患病，但却没有携带上述任何一个基因。而且，早发型家族性阿尔茨海默症也只占所有阿尔茨海默症的一小部分——1%或2%。[2]但它们的重要性压过了它们的少见性，首先，所有病例的发病原因无一例外都是因为淀粉样蛋白前体蛋白的切分方式发生了错误，这就为淀粉样蛋白级联假说提供了有分量的证据，增加了它的可信程度。尽管有观察结果显示，有些人的大脑里虽然满是斑块却仍然头脑清楚，但这些突变告诉我们，"过量的beta淀粉样蛋白对阿尔茨海默症来说作用举足轻重"。这一发现打开了今后通往有效疗法的大门。

不过到目前为止，尽管寻找和理解APP和两种早老基因的挑战，促成了一

1　我得再次提醒，尝试确认奥古斯特携带有经过突变早老蛋白基因的研究最后失败了。

2　http://www.ncbi.nlm.nih.gov/books/NBK1236/.

些相当优秀的科学研究，但对于整个阿尔茨海默症的问题，我们的认识还很肤浅。我描述过的这3个基因（以后还可能发现更多）之所以重要，是因为它们能导致阿尔茨海默症。但遗传学研究中更重要的，或者至少是对大多数人来说最有意义的信息，是了解哪些基因容易让人患上阿尔茨海默症。这些基因能提高我们的患病风险，其中一个最突出的叫作载脂蛋白E（apolipoprotein E）或者更通用的叫法为*APOE*(读作"A-Po-EE")。

　　*APOE*是个迷人的基因。有关它的历史趣味横生，它建造功能非常多样的蛋白质，而且它还有三种类型（每一种都对阿尔茨海默症有不同影响）。不同于我们之前提到的能够导致早发型阿尔茨海默症的3种基因，*APOE*使人们对于晚发型更易感（晚发型阿尔茨海默症一般发病时间在65岁以上，许多甚至到85岁才发病）。说到这个，所有科学文献里都措辞小心地强调，"*APOE*既不是阿尔茨海默症的充分条件，也非必要条件"。[1]但其实，一些作者似乎已经达成共识，*APOE*对患阿尔茨海默症的风险和起病年龄都有影响，根据每个人携带的基因类型不同，它要么促进发病，要么推迟这个过程。

　　这一基因的3种不同类型分别是*APOE2*、*APOE3*和*APOE4*，每个人从父母那儿各得到一个，一共有6种不同的组合。*APOE2*出现的概率非常小，更别提成对出现——人群中大概只有7%的人携带这种基因。但他们非常幸运，因为这是*APOE*基因里能够降低阿尔茨海默症风险的一个类型——虽然不能算大幅降低，但降幅也足够显著了。*APOE3*是迄今为止最普遍的一种类型，人群携带率大约75%，不过它似乎对患病风险没什么影响。然而，*APOE4*可以导致患病风险大幅上升，据估计，携带有一个*APOE4*拷贝可以让患阿尔茨海默症的可能性提升3~4倍；带有两个*APOE4*拷贝，患病风险高出15倍。但这时就得复习一下我们说过的那句"*APOE4*基因既不是充分条件也不是必要条件"，就算它对患病风险的影响如此巨大，还是有大概1/3以上的阿尔茨海默症病人根本没有携

1　Bertram, L. and Tanzi, R. E.："The Genetics of Alzheimer's Disease". Progress in Molecular Biology and Translational Science 107(2012):79-101.

带 *APOE4* 基因，而且还有大概50%携带有两个基因拷贝的人一直活到80岁也完全没有痴呆！[1]

当然也有其他组合：*APOE3/4* 也会增加对阿尔茨海默症的易感性，你也许会想，因为里面有 *APOE4* 啊，但是这种效应只在女性身上才会体现出来。携带 *APOE3/4* 的男性并没有比一般人的患病风险更高。最新的研究数据推进了女性对这种基因组合更敏感的观点：携带有一个 *APOE4* 基因对男性的患病风险影响不大，甚至基本没有风险，但对女性就可以显著提高患病风险。[2]

需要再次提醒的是，迟发型阿尔茨海默症受很多因素影响：饮食、锻炼、教育水平、脑力劳动为主的工作、责任感以及更多我们还没有发现的影响因素，都可以加强大脑储备，对抗基因的致病风险。

但即便如此，携带 *APOE4* 基因引发的焦虑感却是千真万确。我之前提到过，詹姆斯·沃森（就是那个跟克里克合作发现DNA结构的沃森）在公布自己的基因组之前就删除了这段基因的信息。沃森当时79岁，不想知道自己携带的是这个基因的哪种类型，尤其是他的祖母生前就患有阿尔茨海默症。然而，研究基因组的科学家们指出，有赖于快速发展的临近基因定位技术，就算沃森的 *APOE* 基因信息被删掉，他们也还是可以判断沃森的患病风险（当然他们只是指出这种可能性——却并没有违背他保留隐私的愿望）。[3]

APOE 基因位于19号染色体上，它的影响可谓无处不在：它调控人对感染的炎症反应；它跟胆固醇关系密切（从胆固醇在体内的转运，到吸收进细胞，被细胞排出的过程都少不了它，而且不光是在大脑里，而是全身的胆固醇吸收代谢过程），*APOE4* 这个类型可以导致大脑血流紊乱，拉长青少年头部创伤所需要的恢复时间（头部创伤也能让人对阿尔茨海默症更易感）；带有 *APOE4* 基因

1　Margaret Lock, The Alzheimer Conundrum (Princeton, NJ:Princeton University Press, 2013), 144.

2　Altmann A. et al: "Sex modifies the APOE-related risk of Developing Alzheimer Disease". Annals of Neurology (Early View) 14 April 2014.

3　Nyholt, D. R. et al: "On Jim Watson's APOE status:genetic information is hard to hide". European Journal of Human Genetics 17(2), Feb. 2009: 147-149.

的人血液循环里的胆固醇含量偏高，所以容易患上血管性疾病，大脑里也容易积累淀粉样蛋白的斑块。这一基因类型对应的载脂蛋白也因为某种原因更容易促进beta淀粉样蛋白的生成。但这一切都笼罩着疑云：我们现在还不知道究竟是什么促使了*APOE*的变异，激发了斑块的形成——要想弄清楚这一点，遗传学家的探索之路仍然漫长而艰难。

这不过是遗传学里司空见惯的现象：DNA片段上两处微小的替换产生新的基因类型（在这个例子里是3种不同的*APOE*基因），然后，经过从DNA到蛋白质的转译过程，产生了巨大的下游效应。这些小改动也多少改变了*APOE*蛋白与其他分子结合的偏好，所以有的类型会导致更多的斑块沉积，有的却不会。

可是为什么会是这样的结局？为什么我们会携带有一个"定时炸弹"一样危险的基因？答案在*APOE*的奇趣历史之中。首先，这个基因也广泛存在于其他动物种群里，包括我们的近亲——黑猩猩。但黑猩猩的*APOE*基因只有一种（而不是我们的3种），而且它们相应蛋白质里的氨基酸也不一样，但是黑猩猩的基因最近似于我们的*APOE4*。

迦勒·芬奇（Caleb Finch）是南加州大学研究人类衰老的专家，他认为人类身上*APOE4*基因（如上所述，人类的这一基因与黑猩猩的并不完全一样）的兴起是我们从黑猩猩那一支分离出来的结果。[1]在进化过程中，我们开始比黑猩猩进食更多肉类，直到现在也还是这样。这种饮食结构的变化带来了新的风险：捕猎事故，由于肉类烹饪不足导致的细菌和病毒感染，以及人畜共患病（可以从动物传染给人类的疾病）。对感染的防御能力强，使具有这种能力的个体得以生存繁衍，而这一过程的关键点是炎症过程，它不但可以放缓感染向周围蔓延的过程，也参与了之后的愈合过程。*APOE4*在某些情况下可以促进炎症过程，它在运输和储存脂肪方面的功能，在一个食物供应断断续续且不可预测的时代里，也十分有帮助。用芬奇的话来说，*APOE*是一个"适应吃肉的基因（meat-

---

1　Finch, C. E. and Stanford, C. B. : "Meat-adaptive genes and the Evolution of Slower Aging in Humans". The Quarterly Review of Biology 79(1)March 2004: pp. 3-50.

adaptive gene）。"

携带有 *APOE4* 的人类在打猎-采集时代曾从中获益，但今天的情况却大不一样，因为我们中的大多数人都能活到老年，所以 *APOE4* 的影响日积月累，就造成了伤害。芬奇说，这可能可以解释为什么 *APOE* 在人类中逐渐演化出了不同类型，而目前最普遍的类型是 *APOE3*。*APOE3* 的出现不过 20 万年，那时距离人猿揖别已有数百万年，但早于现代人类大规模迁出非洲。它跟 *APOE4* 功能相同，但作用却更加温和。在感染肆虐的环境里，*APOE4* 当然是更好的类型基因，而一旦人们从感染存活下来，对某些危险的致病物质产生了免疫能力，携带 *APOE4* 就变成了缺陷。*APOE3* 自 20 万年前至今在人类基因组里相对迅速地崛起，所以它最终可能会淘汰掉 *APOE2* 和 *APOE4*。长远看来，这可能是个好消息——只是那时候我们早死了。

多年以来，*APOE4* 是唯一一个被遗传学家跟迟发型阿尔茨海默症直接关联起来的基因。就算是在现在已经完成的几项基因组全组分析里，它仍然是唯一可靠的阿尔茨海默症相关基因。但从学术产业里最惊人的变革之一——高通量基因测序——的直接结果来看，现在至少还有 5 个候选基因，排在最前面的 3 个基因还只有遗传学里通用的基因符号，而没有习用名：*CLU*（编码 clusterin），*CR1*（编码 complement component receptor 1）和 *PICALM*（编码 phosphatidylinositol-binding clathrin assembly protein）。

在本章里我着重讨论了阿尔茨海默症的遗传学，但本章的标题是"我会得病吗？"，给出答案需要考虑的因素远不止是基因。大脑储备肯定要算进去，而生活中的危险因素也可能增加风险，诸如头部的打击伤，慢性睡眠障碍，甚至全身麻醉。[1] 这个短短的列表显然不可能面面俱到，我们也仍然在逐渐了解所

1　A. B. Graves et al., "The Association between Head Trauma and Alzheimer's Disease," *American Journal of Epidemiology* 131, no. 3(1990):491–501;

A. P. Spira et al., "Self-Reported Sleep and β-Amyloid Deposition in Community-Dwelling Older Adults," *JAMA Neurology* 70 (December 1, 2013), 1537–1543;

F. Sztark et al., "Exposure to General Anaesthesia Could Increase the Risk of Dementia in Elderly: 18AP14," *European Journal of Anaesthesiology* 30 (June 2013):245.

有影响阿尔茨海默症患病风险的因素都有什么共同之处。但是，遗传学无疑将会是寻找治疗方法的重心。

我们越是更细致入微地探索人类基因组，寻求跟阿尔茨海默症发病相关的因素，就会发现越多对疾病有影响的基因。它们可能数量众多，但每一个影响力都不大，最后我们看到的就很可能是，大量基因都能潜在地影响疾病形成，但没有哪个更突出。这种多样性，极大地复杂化了开发疗法的努力。

第十四章　治疗：角逐者众，尚无胜出

对于阿尔茨海默症的治疗，我们现在还没有有效的长程疗法。那些能通过算命预测出未来前景不妙的政治家们急着说服人们，已经有那么一项研究正在进展中，大概到2025年，我们就可以为有效疗法的诞生举杯庆祝。2025年看起来好像已不遥远，从药物研发的角度，尤其是对阿尔茨海默症来说，时间并不宽裕。2013年12月在伦敦举行的G8国家痴呆症峰会再次强调了时间的紧迫性，意图加快寻找有效疗法的进程（尽管他们说目标是找到"能改变疾病的疗法"，但你从中已经可以多少感受到一些议题之重大）。

迄今为止，最好的进展也只是让一小部分药物上市，它们能在一年甚至更短时间内改善阿尔茨海默症病人的症状，但之后（或者更准确地说，与此同时）疾病仍在继续进展。我将会说到这些药物是如何起效的，以及为什么它们的本质决定了它们的疗效只能维持一段时间。阿尔茨海默症虽然从一开始就集中关注斑块和神经缠结这些特征性的改变，认为这是疾病存在的证据，但讽刺的是，第一轮上市的药物并没有作用于它们其中的任意一个。当然，治疗方向这些年里也变了很多，现在，新的药物选取的初始靶点确实是斑块和神经缠结——尤其是斑块。

但"靶点"这个词用在这有点言过其实。首先，我已经说过，虽然斑块在学术界被公认是阿尔茨海默症的重要因素，但实际情况还不确定：有人虽然有斑块，但并没有痴呆，斑块在大脑里的分布位置跟疾病发展的关系也并不密切，它们可能只是病变结果，是那些真正有害的物质造成损害之后留下的遗迹。同样，神经缠结的作用也同样不确定，大部分证据表明，它们在斑块产生之后，或者至少是在构成斑块的物质——beta淀粉样蛋白之后才出现。但它们之所以出名，就因为通过它们确实能精确追踪突触消失、神经元死亡和阿尔茨海默症其他症状的发展。斑块和神经缠结在研究者的心目中虽然地位不可动摇，但近年人们也逐渐发现，在阿尔茨海默症发病过程中起了重要作用的也许还其他可能的生物机制或者物质，比如炎症过程、胆固醇和胰岛素；科学家的嫌疑名单还在不断加长。尽管如此，斑块和神经缠结还是占据了中心地位，以此为基础开发的治疗方法成功展示了科学的复杂性和困难性，为科学如何干预活人大脑里分子水平上的生物变化提供了绝佳注脚。

当然，以大脑之精细复杂，只影响一个单独的过程而不会造成其他改变，是件相当困难的任务，但我打赌，这实际上比我们绝大多数人想象的更难。

首先，大脑非常拥挤。大多数神经元的实际图像都只选出一些特定种类，所以给我们的印象也是神经元细胞这儿一个，那儿一个，它们之间有多重复杂的联系。对于它们的体格来说，它们长得又细又长，但它们之间还有很多空间。这其实是错误的。真实的景象是，这些细胞挤挤挨挨地排在一起，它们之间互相接触，有的还叠在一起，它们之间的联结也缠得到处都是。大脑里是有一些空间，里面充满液体，被称之为脑室，但大脑的绝大部分还是实在的物质。从微观层面，或者更进一步，从分子层面的角度，这堆挤在一起的东西之间完全没有什么空隙，这还只是就空间的方面来说。大脑里发生的生物化学反应更为繁复。每个功能物质的产生、改变、结合或者去除都受多个分子调控。认为一种物质可以独立于周围拥挤的其他分子，只管自己的事情，这完全是天方夜谭。

在外行人眼里，这完全是一锅浆糊。但对勤勉的生物化学家来说，正是因为复杂，这一领域才显得无比诱人，它是阿尔茨海默症研究者面临的终极挑战。要想发明一种疗法，使其只对你感兴趣的单个目标产生影响，在现实世界里是行不通的。其他的被称作副作用，其实伴随伤害才是更贴切的词。在这里，也处处潜藏着我们尚不可预料的连锁反应。不管你选择什么样的治疗角度，最后都会干扰到其他系统。制造beta淀粉样蛋白的酶也在细胞里负责其他任务，如果你想遏制斑块的产生，就得抑制它们的活性，然后你不知道会发生什么。beta淀粉样蛋白的产量下调，也可能会造成其他什么增多。就算你能发明一种疗法，可以精确锁定干扰斑块的产生，也有可能还有其他我们不知道的途径，照样可以产生beta淀粉样蛋白。所以你的疗法也收效不大。可这就是我们现在花了上亿美元在玩的东西。

第一批抗阿尔茨海默症的药物——也就是我们现在在用的那些——尝试的是重新激活失灵的大脑，但对这个意图，得从一个非常特殊的意义上去理解。这些药物作用于突触间隙，即神经元之间互相交流的地方。当神经冲动达到1号神经元的末端时，就会激发它释放神经递质，这些神经递质漂浮在间隙里，其中有的落下来，插入2号神经元细胞表面特定的受体里。当足够的神经递质受体被激活，2号神经元里也就会产生神经冲动。

大脑里有许多不同的神经递质，但阿尔茨海默症里严重匮乏的是乙酰胆碱。因为阿尔茨海默症最先受到破坏的大脑区域是迈内特基底核（nucleus basalis of Meynert），它负责制造大脑里大部分乙酰胆碱。这个区域的神经元伸出去，遍及几乎所有大脑皮层。当它们死亡，乙酰胆碱的水平也就会下降，突触也失去了正常功能，就会加重病人原本就可能有的记忆问题。20世纪80年代早期，我们已经通过尸检了解了这些。而且我们也已经清楚，问题不在受体上，而在于神经递质本身。但让我们先不忙着介绍有什么药物也许可以替代乙酰胆碱——研究者声称，（临时）干扰年轻、健康被试的乙酰胆碱水平，也会让他们表现出类似患阿尔茨海默症多年之后的症状。实验是这么做的：

他们给大学生被试们注射一定剂量，名为"东莨菪碱"的记忆干扰药物。[1]然后要求他们按顺序记住15个数字。他们确实表现欠佳，甚至落到跟老年组差

---

[1] 有许多报道提及，南美洲哥伦比亚的抢劫犯们把东莨菪碱的粉末加入饮料中，方便自己动手。但实际上东莨菪碱不光能造成失忆帮小偷成功溜走，用到一定量还能让被偷的人几个小时都爬不起来。

不多的程度。

这也解释得通：在突触间隙里，东莨菪碱跟乙酰胆碱相互竞争着跟受体结合。只要有它存在，乙酰胆碱就没法保持它所结合的受体数量还跟原来相同，所以记忆力就变差了。清除了东莨菪碱，记忆力才能重新恢复。在阿尔茨海默症里，乙酰胆碱缺乏造成了同样症状，所以我们得想办法让它增多。让身体自己制造更多乙酰胆碱显然是个可行的办法，所以多摄入卵磷脂——乙酰胆碱的前体物质——是各大网站长盛不衰的营养推荐。但问题是，服用卵磷脂的结果几乎是齐刷刷地令人失望。出于种种原因，它没有用。

最后我们找出来用于开发目前阿尔茨海默症药物的方法是，保留所有已有的乙酰胆碱，包括那些已经过期的。通常在突触间隙里，神经递质只有几毫秒的时间来发挥功能，然后就会被附近的酶分解掉。如果神经递质可以在突触间隙里继续逗留更长时间，反复跟受体结合，那接收信号的2号神经元就会受到更多刺激。酶可以分解神经递质，分解产物还可以循环利用。这是个非常精巧的平衡，一旦有一点出了问题，就像在阿尔茨海默症里那样，神经递质的数量就迅速减少。所以现在药物就是专门用于抑制分解乙酰胆碱的那种酶的。神经递质的存留时间更长，反复插入受体，就会让受体误以为实际上有好多神经递质一样。如果正常情况下突触需要200个乙酰胆碱分子才能正常工作，那在阿尔茨海默症药物的影响下，可能100个分子就已经够用了。

最出名的此类药物是多奈哌齐(Donepezil，商品名安理生)。还有其他3种类似的药物，和另一种作用于其他神经递质–受体组的药物。这些药物确实能在一段时间内提高记忆力——几个月完全没问题，但它的局限性也很明显：随着制造乙酰胆碱的神经元越来越多死去，就凭现有的神经递质数量，就算让它们超期工作，勉强维持大脑的正常功能也越来越难。简单地说，还是神经递质不够多。

这是我们目前面临的处境——给阿尔茨海默症病人的处方上，写着这些神经递质增强剂的名字。它们绝对不是治本的药物，也没有什么长期疗效，但起码它们能给病人带来几个月的快乐生活。

但在整个阿尔茨海默症的治疗市场里，现有的仍旧还是老一套。研发中尚未面世的药物，才可能是——或者应该是——更重要的药物。而且出乎意料，它们还是针对斑块的。

虽然我们对斑块在阿尔茨海默症中的准确作用还有诸多疑问，"淀粉样蛋白级联反应学说"仍然影响广泛，所以许多药物研发试图从此着手，干扰整个过程。我们从疫苗的发展历史得到启发，找到针对斑块的抗体就可能是通向成功疗法的途径。

抗体是我们身体所有对抗疾病的工具中最重要的武器之一。它们的作用方式跟神经递质（受体）关系类似，也是分子之间的相互结合。某种病毒，尤其是结构稳定的那些，比如小儿脊髓灰质炎病毒，就对抗体超级敏感。不管是注射灭活的病毒，还是利用减毒的活性版本，都可以让我们身体的免疫系统对病毒产生的异体蛋白拉响警报，然后制造出相应抗体。这些抗体应需求产生，是我们的身体通过识别入侵者独特的形状和成分而制造出的新生蛋白质，它们能正好跟病毒或者它的某些成分结合，开启一系列生物过程把它除掉。当然这是个自然过程，具体的生物机制已经在数百万年前就进化出来。我们只是利用这个自然过程来人为制造疫苗，通过它对身体产生一些无害的影响，让我们负责制造抗体的血细胞对那些真正危险的目标建立免疫反应。比如小儿脊髓灰质炎病毒疫苗的产生。

上面说的是"主动"免疫，还有"被动"免疫，即抗体在体外制备，然后注射到身体里面去。为了治疗阿尔茨海默症，这两种方式我们都试过，疗法假定的前提是：

我们的大脑会随着时间推移而逐渐积累斑块。它们也许一点也不会产生什么负面影响，但一旦斑块沉积开始失控，那么接下来出现的就是一系列虽复杂但大体上顺序上演的病变过程：神经缠结的形成，突触丧失，神经元死亡和痴呆症状。抗体能挽回局面的可能性有很多，其中最理想的一种基于干扰斑块形成过程越早越好的观点上，最好让抗体在beta淀粉酶还没有沉积成斑块的时候就跟它结合。然后，或者由大脑里的免疫细胞——小胶质细胞吞掉并分解beta

淀粉样蛋白，或者抗体自己就能把所有淀粉样蛋白都清除到大脑以外。但可惜的是基于此设想的药物，虽然还有一线希望，但总体的疗效还是不尽人意。

开发这类药物的基础是一系列小鼠实验，从20世纪90年代开始，实验结果以强有力的证据说明，不管用主动还是被动的方法，只要能让身体对beta淀粉样蛋白产生免疫反应，就会带来许多益处。大脑里的斑块数量减少了，在有些例子里，效果好到斑块完全消失，认知缺陷也得到好转。几家不同实验室的结果都支持这一结论，总体上来说，这些实验就像一位研究者形容的那样："让人心潮澎湃"。满怀憧憬的科学家们于是在阿尔茨海默症病人身上做了临床试验，给他们注射了针对公认最危险的致病因子——42个氨基酸组成的长分子版beta淀粉样蛋白的合成疫苗。这种疫苗被命名为AN1792，一共有300个病人接受了注射，其中确实有些人体内出现了显著水平的beta淀粉样蛋白抗体，最重要的是，这种方法某种程度上来说成功了！

抗体反应自然因人而异，但趋势的确显著：抗体反应越是强烈，大脑里的斑块水平下降得就越显著。在两位被试身上，斑块甚至几乎完全消失。这绝对是让人激动的消息：针对斑块前体的免疫反应成功清除了大脑里的斑块。

但我们还是高兴得太早，首先，许多病人尽管大脑里的斑块减少了，但临床症状并没什么好转，他们最后还是跟未经免疫治疗的对照组一样陷入痴呆。而更糟糕的是，18位被试（占实验组的6%）在大脑里出现了相当严重的炎症反应，以至于试验不得不半途而止，这18人里的其中几位受到了永久的大脑损伤。虽然试验中止，但科学家们还是对入选的病人们继续随访，4年之后，两项非常重要，但相互矛盾的发现被揭示出来：一方面，那些在试验过程中产生良好抗体反应的人，之后仍继续产生抗beta淀粉样蛋白的抗体，他们的认知能力也比对照组衰退的程度要弱一些；另一方面，他们的大脑萎缩程度却没有改善，而这才是跟症状有关的。所以总的来说，尽管试验中使用的药物也许风险太高，但是得到的积极反馈足够证明，针对beta淀粉样蛋白治疗阿尔茨海默症的原理还是行得通的。

我们得到了教训，小鼠大脑和人脑并不相同，或者更准确地说，干扰小鼠

　　　　　　　　　　　　记忆的终点：关于阿尔茨海默症的自然史

大脑里的斑块形成跟在人脑里做同样的事情是两个概念。在淀粉样蛋白级联反应假说的另一块基石也有所动摇：我们现在明白，就算把斑块都去掉，症状也可能完全不受影响。有些人甚至大胆猜测，淀粉样蛋白假说已经被证伪——虽然这种说法没有得到多少承认。但从这件事之后，我们就对所有新药都心怀警惕——直到它真的能在大脑里起效，我们谁也无法预测它是不是能成功。无论如何，对AN1792来说，故事已经结束了。[1]

这也是主动免疫的一个实例：用某个版本的模拟"敌人"来挑战身体，让它能制造出相应的抗体。而且，研究者已经成功在小鼠身上实现了可以替代的被动免疫，抗体可以从体外制备，然后再注射到体内。这种方法的一个好处是我们对参与反应的抗体数量能够更好控制。

在小鼠身上，被动免疫再次显示出它的有效性，所以研究者的注意力转到了如何研发出能直接注射进人体的抗体之上。其中一种名字拗口的药物叫作巴品珠单抗（bapineuzumab），它已经经历了几次临床药物试验，但总的结果还是不尽人意，所以最后制药公司放弃了这种药物的继续研发。[2] 被动免疫的抗体也有副作用，在临床治疗试验中，有些人出现了大脑液体储留（脑水肿）症状，它会导致头痛、意识不清和呕吐。虽然这些副作用不像AN1792导致的大脑炎症反应那么严重，但也足够需要引起重视了。

而副作用通常可控，比副作用更麻烦的是治疗的实际效果。最开始让人们失望的信号是那些携带有 *APOE4* 基因突变的病人（可以认为，他们也是最需要服用这种药物的人）比起对照组病情压根没有任何改善。从长远来看，也没人能从中获益。重要的是，我们需要区分药物对大脑的作用和药物对阿尔茨海默症病人生活的影响。对巴品珠单抗来说，它们两者是有区别的：试验的确能证实斑块的减少，但病人的症状没有改善，病情发展也没有放缓。所以在2012年

---

1 Vellas, B. et al. "Long-term follow-up of patients immunized with AN1792:reducedfunctional decline in antibody responders". Current Alzheimer's Research 6(2)April 2009: 144-151.

2 药品的命名有一系列国际公认的命名规则。在这种情况下，bapineuzumab（和其他类似抗斑块的药物）的最后三个字母意味着单克隆抗体(Monoclonal Antibody)。

末，巴品珠单抗就已经过气了。

它的失败又把一个旧问题重新放上台面：当这些抗斑块药物看起来无效，或者至少没有起到缓解症状的效用时，我们到底值不值得花上数十亿美元再接着开发它们？又或者你是"看到杯子半满"的那类乐观主义者，你也许会争辩说，因为巴品珠单抗对已经形成的斑块亲和力极强，但对形成它们的前体小分子却不是。所以我们从这种药物上，找到了支持这一观点的证据：损伤在斑块形成前就已经发生了，有效的治疗药物如果能针对损伤原因，即那些构成斑块的短链蛋白分子，而不是最终产物——斑块，就会有效得多。从这个观点来看，我们选择淀粉样蛋白作目标也没错，只是我们等待了太长时间才出手。

还有另一个也存在同样缺点的被动免疫抗体药物——索拉珠单抗（solanezumab）。它对斑块前体的亲和力更强，所以可以弥补损害发生后干预太迟的问题。但礼来公司（Eli Lilly）生产的索拉珠单抗不幸也跟巴品珠单抗命运类似——就是不够成功。因此，德瑞克·洛夫（Derek Lowe）博士，一位药物研发领域的先锋博主写道：

"问题在于，索拉珠单抗没有显示出什么改善阿尔茨海默症患者生活的确凿证据，礼来公司自己的临床试验显示，认知能力衰退的局面有可能得到改善，但在另一个病人组里这种效应却再没出现，就算他们特意更改了临床试验的结束时间点，试图找到它。也没有一个组的病人显示出药物带来什么功能上的影响，但这是我认为阿尔茨海默症病人（及其家属）最希望看到的改善。"[1]

正如洛夫所说，任何抗阿尔茨海默症药物的终极目标都是改善病人的生活质量，但索拉珠单抗虽然在大脑的分子层面上非常活跃，却没有被证实对生活质量有什么影响。虽如此，制药方礼来公司仍在继续努力。他们对这种药仍然怀有信心，试验结果不如意也可能是因为参加头几期临床试验的病人大脑里淀

1　http://pipeline.corante.com/archives/alzheimers_disease/

粉样蛋白的沉积情况并不严重，毕竟他们当时被选入试验的原因是他们的临床症状，而不是基于他们大脑里实际的斑块数量。

所以抗体的故事至今还是，它们没有起效，一片黑暗里唯一的微光只可能是我们的临床试验开始得不够早，错过了理论上最适合干扰疾病过程的时间点。我们很难再继续对这个方向的研究维持乐观，尤其是最近的一篇论文用最先进的技术手段近距离观察到底这些药物是怎么跟beta淀粉样蛋白互相作用的，结果着实让人失望。[1]实际上在所有试过的抗体中，貌似只有一个能在人类组织里跟beta淀粉样蛋白结合产生效果——它就是巴品珠单抗。索拉珠单抗的活性几乎探测不到，另一种叫克雷内治单抗（crenezumab）的药物更是完全没有效果。情况已经足够糟糕了，但这些药在小鼠组织里却都表现出治疗效果，只能说这再次提醒了我们——人类不是啮齿类。

这些令人失望的实验结果发表之前，克雷内治单抗被用于一项新的研究（在之前的试验里，它是最派不上用场的那一个），这项新研究曾经被许多人寄予厚望，期待它能成为阿尔茨海默症研究里的里程碑。整个故事开始于科学家在哥伦比亚发现了一群数量不少的巴斯克人的后代，他们携带有一种早发型阿尔茨海默症的基因，已经持续了三个世纪。如今所有大家庭的成员大概有约5 000人，其中有1 500人携带有早老蛋白基因。所以这1 500人就肯定会患上阿尔茨海默症，而且比我们中的大多数人发病时间都要早很多。这些不幸的人们被选入进行一项2014年初开始的新临床试验。

当然他们面临的处境危险，需要加以干预，但实话实说，这样一个大家庭从药物研发的角度看也非常难得。他们年轻，拥有原本健康的大脑，所以无须过多质疑究竟是什么导致了痴呆症，而且他们的发病进程可以预测，于是我们就有可能赶在任何症状都还没出现之前，测试早期给药的效果，而且我们确定他们肯定是会患病的。

1　Watt A. D. et al: "Do current therapeutic anti-Aβ antibodies for Alzheimer's disease engage the target?". Acta Neuropathologica May 2014 advance online publication.

这个家庭里，一个典型携带这种基因的成员所有的时间表如下：45岁开始出现明显的记忆力丧失；50岁时发展到完全痴呆，几年后就会死去。

临床药物试验的计划是给他们注射克雷内治单抗，之所以选它是因为，虽然它的作用机制——清除斑块及其前体——跟其他单抗类药物相同，但是它似乎不会造成脑水肿或者炎症反应，也就是说，它在相对高剂量给药时也是安全的。100位携带早老蛋白基因的人被选中，在他们30岁时开始接受注射。对照组同样是携带早老蛋白基因的100人，对他们不做任何治疗。第三个小组是没有携带早老蛋白基因的100个人，当然他们也不需要接受药物治疗。之前研究发现，携带此种基因的人，其血液、脑脊液中的beta淀粉样蛋白水平较高；大脑结构的改变在他们20岁早期就已经表现出来。淀粉样蛋白自30岁左右开始沉积，在9年的时间里含量飞快升高，然后维持在这个水平。要想发现这些早期变化，被试就需要现在留下大脑的影像资料、脑脊液样本，并在未来几年里定期反复做一些其他测试。[1]

赶在任何症状出现之前，从30岁开始治疗，听起来确实跟其他临床试验截然不同。通常类似的药物都只会给那些已经患上轻度到重度阿尔茨海默症的病人，但考虑到研究者们公认，认知能力的改变虽然轻微，也已经是淀粉样蛋白数年积累的结果（值得注意的是，携带有这种基因的人在20出头就已经能从脑成像检查上看出异常改变了）。现在更应该担忧的是到底30岁接受克雷内治单抗是不是也为时过晚。要是它也失败了会怎么样？它可能就会更进一步动摇"淀粉样蛋白级联假说"，甚至比目前的药物试验失败的打击力还要更强，因为毕竟抢在疾病开始之前就给药，这是头一次。

那要是它成功了呢？接受治疗的病人成功推迟了阿尔茨海默症的发病时间，也许多了几个月，或者更长？对这样的结果，人们当然会很振奋，但对一些关键问题，这项研究仍然没有给出答案，比如"也许早发型阿尔茨海默症病

1　Fleisher, A. S. et al: "Florbetapir PET analysis of amyloid-β deposition in the presenilin 1 E280A autosomal dominant Alzheimer's disease kindred:a cross-sectional study" Lancet Neurol;11:2012. pp. 1057–1065.

人可以从这种疗法里获益，但要是起病时间无法精确预测（比如迟发型，也是所有阿尔茨海默症里占的比例最高的），那什么时候就应该开始给药？"讽刺的是，要想把这一试验的研究成果推广到普通人群中，必需的前提条件是早发型和迟发型的阿尔茨海默症从本质上是相同的，但这种论调在几乎整个20世纪都遭到激烈反对。

在这一章我集中讲述了人们如何围绕beta淀粉样蛋白，尝试各种治疗阿尔茨海默症的方法。讨论的意义在于，一方面，讲述阿尔茨海默症的确总是离不开淀粉样蛋白斑块(和神经缠结)，另一方面，目前大多数的一线用药也确实都少不了抗斑块的药物。但这也可能有些误导，实际上针对其他靶点的药物也一直有人研发（成功制造出抗阿尔茨海默症的药物是所有人都梦寐以求的目标）。有些人更偏向于tau蛋白和神经缠结，另一些则致力于试着抑制，或者至少减少某些酶的活性，干扰它们错把淀粉样蛋白前体蛋白APP切成有害小片段的过程。至今为止，这些独辟蹊径的实验也没显示出什么有价值的结果。

所以其实现在最应该做的，是退开一步，问问这些让人眼花缭乱的方法里面，到底有没有一个到最后能开发出有效治疗。我们真的看到了阿尔茨海默症的全貌了吗？我目前描述的所有内容都是基于斑块和神经缠结之上的，它们如何出现，几年之内有什么发展变化，以及人们怪罪它们造成的大脑损伤。然而，我之前也提到，还有其他机制也可能造成损伤：比如炎症反应，胰岛素抵抗和胆固醇代谢失常，它们也都在疾病发展过程中的某一处出现。它们到底是大脑被斑块和神经缠结逐渐侵蚀，遭到伤害的体现，还是也有可能它们才是疾病的真正原因？也许还需要花费非常多的时间和精力，我们才能弄清楚这个问题，想想都觉得艰巨。但科学的历史就是这样，我们这次也不例外。

显然我们面临的压力不只是日益迫切的医疗保健需求，还有探索早期诊断的可能性。就在我写这一章的时候，有文章宣称他们发现了一系列共10个生物标记，在阿尔茨海默症病人身上会表现出异常，它们能够预测一个人3年内是否会发病，准确率高达90%。[1]当然类似的结果之前也给我们带来过希望，但之后却破灭了。目前这项研究的结果还没有在更多样化的大样本人群重测，所以至少单凭这个实验结果还是有希望的。可问题是只要我们还没有研究出一个有效的治疗方法，即便能预测"3年内的发病情况"又有什么用呢？如果能提前20年预测，那么也许改变某些生活方式还能起点作用，3年时间太短，除非能有什么有效的治疗方法才有意义。所以我们需要加快速度。

这一领域需要做的工作还有很多，在这我只介绍一种可以减轻阿尔茨海默症症状的治疗手段——深部脑刺激，作为这一章的结尾。这种治疗手段其实本来是用来解决完全不同的问题的。

深部脑刺激技术已经面世了至少20年，之前被用来治疗癫痫发作或者因为帕金森症所以肢体出现持续不自主运动的病人。医生在他们大脑的靶向区域——就算不是引发疾病的部分，也至少是跟发病相关的脑区——植入一根很细的电极，与电极相连的是埋在皮下的一个类似于心脏起搏器的植入物，它可以产生电刺激。深部脑刺激的治疗效果简直出乎意料：我看过视频，一个帕金森病人坐在椅子上，手臂颤抖，然后这个超棒的小东西开始启动，他片刻之后就平稳地站起来，从房间里走出去了。癫痫抽搐严重，几乎无法正常生活的病人，也可以从中获益。但阿尔茨海默症的病人呢？

多伦多大学的安德里斯·罗扎诺（Andres Lozano）是这个研究领域的领军人物。他和他的研究小组偶然发现，深部脑刺激可以增强记忆力。他们把电极植入到一位多次尝试控制体重却失败的肥胖病人大脑里，最初的意图是刺激下丘脑，因为它与食欲密切相关，所以可能可以抑制其他异常信号。

奇迹在电极开始启动后就立即发生，这位病人开始非常详细地讲述他的早年生活经历，一些他只作为旁观者而没有亲身经历的场景。他的讲述得到了那些亲历者的证实。下丘脑似乎跟记忆中枢，尤其是海马体有某种联系——这点

1　Mapstone, M. et al: "Plasma phospholipids identify antecedent memory impairment in older adults". *Nature Medicine* Advance Online Publication March 9, 2014.

我们之前都没有预料到。罗扎诺随后便开始了一项有6位被试的小规模研究项目，观察如果他刺激海马区本身，或者比下丘脑与它关系更为密切的临近脑区会有什么作用。所有6位被试都患有阿尔茨海默症，都在服用我们这一章讲过的抗胆碱酯酶类药物。经过一年的电刺激，结果虽然有好有坏，但足够让人激动。有些病人感受到了像早先那位个案病人一样生动的记忆复苏——打理花园，去湖边"钓上一条绿白相间的大鱼"。从症状改善的角度来看，体验到生动记忆的病人对治疗的反应也最好。两位病人接受治疗一年之后比预测的衰退程度稍好。另外4位则没什么明显改善，所以从保护认知能力的角度来说，这个小项目没法提供什么强有力的证据。

另一方面，深部脑刺激可以明显且持久地改变大脑的葡萄糖代谢。我们已经知道，阿尔茨海默症的病人大脑中的葡萄糖代谢减缓，尤其是在所谓的"默认"区域。这是一些当我们大脑"放空"时才会被激活的区域，比如当我们做白日梦的时候。这些区域也是斑块喜欢沉积的地方。通常随着疾病发展，这些区域的葡萄糖代谢率都会持续下降，但深部脑刺激可以改变这点，而且效果随着治疗还持续了一整年。

包括安德里斯·罗扎诺自己在内，没人会说深部脑刺激在未来就一定能治疗阿尔茨海默症，事实上也没什么一定的事情。首先给每位阿尔茨海默症病人装上必要的电刺激装置就已经很难实现。但这些早期发现（现在他们已经开始着手做更多更大规模的研究）再次凸显了大脑功能既可以通过分子层面受影响，又可以通过电刺激。神经递质分子可以把神经冲动从一个神经元传递到另一个，但在这些神经元之间传递的神经冲动本身是电信号。究竟提高电刺激是怎么在神经元都濒临死亡的时候还能起作用仍然是个谜，但至少它让人们开始把阿尔茨海默症当作一种"神经通路疾病"来考虑。显然，跟之前所有情况一样，它在带来启发的时候也提出了问题，比如我们应该选择哪个区域做靶点？帕金森症里受损最严重的脑区是中脑黑质，但电极被放置在其他还没有严重受损的下游脑区。同样的原则可能也适用在阿尔茨海默症的治疗上。但即便如此，考虑到我们目前对治疗方法的研究状况，放宽视野，多一些角度来考虑问题还是非常重要的。

最后，在我重写这一章的时候，研究前沿又涌现出很多新的证据。[1] 宾夕法尼亚大学的研究人员发现，一种已经上市很久的抗抑郁药——西酞普兰，可以在降低小鼠体内淀粉样蛋白水平的同时抑制斑块的产生，更重要的是，它可以让人类脑脊液里的beta淀粉样蛋白含量减少将近40%。它跟百忧解（有效成分氟西汀）一样，都可以抑制一种神经递质——血清素在突触间隙被重新回收，从而延长它的作用时间。它的机制其实跟第一代抗阿尔茨海默症药物差不多。这一结果又从某种程度上证明了我们之前提过的观点，大脑里的一切都是彼此相关的。血清素的活性跟beta淀粉样蛋白的沉积相关，但用这种方法降低人体内的淀粉样蛋白能不能起到保护认知能力的作用还不明确。不过最大的好处是西酞普兰已经上市，而且被证明安全。下一步就需要在老年病人身上测试这种药物究竟能不能真的让斑块而不只是beta淀粉样蛋白消失。

1　Sheline, Y. et al: "An Antidepressant Decreases CSF Aβ Production in Healthy Individuals and in Transgenic AD Mice Science Translational Medicine 6, 236re4 2014.

第十五章　男性、女性和阿尔茨海默症

　　阿尔茨海默症联合会出版的《2014年阿尔茨海默症：事实和数据》专门有一章是"女性与阿尔茨海默症特别报道"。[1]文章大部分详细描述了照顾者面临的巨大负担，而照顾者中，绝大部分是女性。但报道也提到，阿尔茨海默症的患者中，男女比例并不相同。虽然差别或许不大，因为造成疾病的基本原因看似对两性的影响类似，但有时一点微小的差别也能打开通往新知识的大门。

　　北美2/3的阿尔茨海默症患者是女性，虽然统计数据差别惊人，但并不是说女性就更容易患上阿尔茨海默症。女性通常要比男性长寿，因此在高危年龄组的人数就相对更多。一名男性也许还没活到患上阿尔茨海默症（或者也许实际上已经处于疾病早期，但还没有被诊断出来），就在70岁已经死于心肌梗死。阿尔茨海默症联合会在这份2014年的报道里很明确地说，"无论在任何年龄段，我们没有证据显示女性比男性更易患上阿尔茨海默症。"。但在这一点上也并不是毫无争议：虽然不是大多数，但还是有一些研究报告的数据表明，女性确实有更高的患病风险。由此导致的不确定也反映在这份报道的同一段前面几句话："研究者观察到的阿尔茨海默症或者其他痴呆症的患者中，女性比男性更多，*根本原因还是女性的平均寿命比男性更长*，而高龄是阿尔茨海默症最显著

1　2014 Alzheimer's Disease Facts and Figures p. 17

的风险因素。(斜体字是我加的)"[1]

虽然这些研究都在试图说明，目前怀疑阿尔茨海默症易感性存在着性别差异，而原因尚不可知。无法否认的是，差异确实存在，男性和女性的大脑无论从化学物质上还是从生理上都有差别，所以就算发现某些差异可能会导致一种性别比另一种更容易患上阿尔茨海默症也不奇怪。

然而，要描述男性和女性大脑之间的差别是个充满挑战的任务。无论是谁，只要试图以大脑尺寸或者结构的不同来推断行为差异，就难免会遭到批评。人类的本质差异也并非如此泾渭分明，而把行为差异归因于先天大脑结构的不同，在历史上很长一段时间，又不幸被用作维持社会不平等的辩护词。但话说回来，排除文化和社会化的影响，要是大脑之间的差异不会让人与人之间有任何不同才更不合理吧。

市场上有无数本书讲过这个问题，边边角角都说到了，可没有一本称得上精彩。所幸我这本不必加入比较。但这确实是个值得一说的话题，究竟两性大脑中生理和化学的差异是怎么（或者到底能不能）造成他们在阿尔茨海默症发病过程中的不同的。

目前对两性之间生理差异最全面的研究显示，一般来说男性的大脑更大些，超过女性大脑的8%~13%。[2]大脑中灰质和白质(被髓鞘包裹的神经束)的量，大脑半球的大小，以及大脑中充满脑脊液的脑室大小也都超出差不多相同的百分比。值得注意的是，就算一个组如果全是男性或者全是女性，同组之间两个个体的差异超过10%也是相当正常的事情——人类大脑之间本来就差异很大。大脑的尺寸大小本身也不能准确预测智力。然而，总体来说，两性之间的差异是存在的，更有趣的是，大脑不同部分的大小也存在性别差异。

我们现在谈到的差异绝不是固定不变的。要是详细列出各个脑区之间的差异，恐怕只有神经学家才能有兴趣读下去，但在这项研究里，被试男性的大

---

1   2014 Alzheimer's Disease Facts and Figures p. 17.

2   Ruigrok, A. N. V. et al: "A meta-analysis of sex differences in human brain structure". Neuroscience and Biobehavioral Reviews 39 February 2014, 34-50.

脑（从0~80岁）所有16个脑区的脑容量都更大，或者细胞密度更高，而女性大脑只在其中14个才表现出较大的脑容量/较高的细胞密度。该怎么理解这一结果呢？考虑到存在性别差异的脑区当中，有些是阿尔茨海默症最先侵犯的区域——比如海马，再考虑到这些区域最终会随着神经元的死亡而萎缩，不难想象最开始脑区的大小可能确实有点关系。毕竟，大脑储备的概念从某种意义上说，也是建立在尺寸上的。

这篇论文的作者小心翼翼地避开讨论大脑尺寸和行为差异之间关系的陷阱，但也还说到，一些精神疾病在某一性别的发病率更高就有可能与两性之间的大脑差异相关。不过，他们倒是没把结论扩展到阿尔茨海默症上面。

然而另一项近期研究倒是信心满满地一头扎进了尺寸=行为的陷阱，结果立即招来无数骂名。[1] 这个研究团队使用了一种叫作"扩散张量成像（diffusion tensor imaging）"的MRI（核磁共振成像）技术，可以直观看到大脑中的神经元主回路，即各个脑区之间的"连接器"。这项技术有时候也被叫作神经纤维追踪技术（tractography）。他们在一组949名，年龄在8~22岁的年轻被试身上发现了显著的性别差异：男性大脑里最突出的联结倾向于出现在两个半球内部，比如分别从两个半球的后方投射到前面，而女性大脑里占据优势的联结则是跨越两个半球之间的那些。只有在小脑——大脑背侧一处大量神经元聚集的区域里，这种趋势才被反转过来。

到此为止一切都还好，而且还挺好玩的。他们处理后的数据显示，男性大脑的这种联结方式的建立较为固定，而且发生在早期；而女性大脑里的联结则是从青少年到成年期逐渐形成的。列完数据之后研究者下了结论，"总体来说，这些研究结果揭示出人类大脑结构的根本性别差异。"好吧，它也还是个新奇有趣的结果。

但也许是数据的清晰明了给他们壮了胆（也可能是女性大脑里那些跨越

1　Ingalhalikar, M. et al: "Sex differences in the structural connectome of the human brain". Proceedings of the National Academy of Sciences Early Edition www. pnas. org/cgi/doi/10.1073/pnas. 1316909110.

两个半球之间的联结让他们想起了之前的一些发现，所以受到鼓励），所以他们接着把结果向前推了一步：男性大脑里从后向前的联结"包括了认知和行动之间的联系"，再加上小脑一起，就可以形成"一个调控男性行动的有效系统"。反之，女性大脑里跨越两个半球之间的联结"便于整合左半球的分析推导模型跟右半球的空间想象力与直觉性的信息处理过程"。啊，这就是女性的直觉嘛！

他们之后又找了一些实验室测试来支持观点。这些测试表明，男性在感觉运动和处理空间信息方面比较擅长，而女性在社会认知领域表现优异。所以他们就把这种行为上的差异归因于他们创建的脑回路图，倒是也能自圆其说。

站出来指责他们的是柯迪拉·范（Cordelia Fine）。她是墨尔本大学的一名心理学家，还同时是一名作者，为一本名叫《对话》的网络杂志撰稿。[1]她在文章里批评这项研究是"未经验证的刻板臆测"。她认为，神经网络结构的不同也许只是男性对较大尺寸大脑形成的一种不同的联结对策；至于之后那些补充性的心理测试实际上只显示了两性之间微乎其微的差异，而且作者还忽略了男孩和女孩成长过程中，尤其是儿童和青少年期所受的社会影响有着显著不同，可能这才是真正塑造出两性不同大脑的原因所在。如果真是后面这种影响的话，那么这项研究里所谓的两性差异就站不住脚了。范女士最后把这篇论文归为"神经学大男子主义"。

我之前说过，我很幸运我关注的只是这个问题的一部分，也只需在介绍这篇论文时，说明性别差异可能影响阿尔茨海默症病情的进展。比如我们已经了解到，神经缠结可以从一个神经元跳到邻近的另一个上。病情是沿着神经联结网络扩展开的，而不是东一个西一个随机冒出来。但要说这一发现究竟能说明什么还为之过早。把目前最新研究的结果放在一起看，我们也只能说男女两性的大脑结构存在显著不同，但它并不能预测哪种性别患上阿尔茨海默症的概率

1　Fine, C: "New Insights into gendered brain wiring, or a perfect case study in neurosexism?" theconversation. com December 4th 2014.

更大。

　　而且，即便我们最终能证明，两性的发病率没有什么区别，女性大脑相比较而言也并不会更容易受到阿尔茨海默症的侵犯，考虑到两性大脑之间的差异，我们也不可能观察到几乎完全一样的病程发展过程。在疾病的进展速度上，我们已经有了可信证据显示出两性之间的不同。这些差异一方面可以提供一些重要线索，引导我们发现疾病本质；另一方面，或许等到以后我们真的找到了能够有效治疗阿尔茨海默症的方法，疗法也得按照性别来针对设计。这两点都很重要。

　　脑细胞的死亡会导致大脑灰质萎缩，但在两性之间，萎缩的方式也不同。当然这不是简单能说清楚的事情。不过你可以想象大脑就好像一幅世界地图，就在你看它的时候，有些国家的边境线开始收缩。这些国家或者互相接壤，或者各自独立（虽然在大脑里，有时候从表面上看并没有连在一起的区域可能在深层有神经元直接相连）。随着国土的不断减少，它们之间的水域就变大了。但在男女两性的大脑地图上，遭受打击最重的国家是不一样的。对患上阿尔茨海默症的大脑也是一样，我们还不知道这些不同会给病人带来什么影响，或者到底这些不同会不会真的导致针对性别开发出两套不一样的治疗方法。

　　上面说的很多观察结果都来自阿尔茨海默症神经成像计划（Alzheimer's Disease Neuroimaging Initiative，ADNI），它保留了大量的脑成像资料，记录了病人从轻度认知障碍发展到阿尔茨海默症的过程。研究者可以从海量数据里筛选他们感兴趣的内容——包括基因、认知变化和大脑结构来进行数据分析。基于ADNI数据的一项研究表明，在阿尔茨海默症早期，女性比男性大脑灰质（即神经元分布的区域）的萎缩速度更快，但男性之后会加快速度，并最终赶上女性。[1]

　　跟ADNI的发现一致，一项综合了15例研究的荟萃分析也显示，阿尔茨海

1　Spampinato, M. et al: "Gender Differences in Gray Matter Atrophy Patterns in the Progression from Mild Cognitive Impairment to Alzheimer's Disease". Paper presented at the Radiological Society of North America meeting November 26, 2012.

默症对女性病人的影响更严重。从教士研究(见第九章)中我们已经知道，在病理改变——比如斑块和神经缠结——程度类似的条件下，女性的认知能力要比男性差很多。但对于赫特福德大学的研究小组，仅仅一项研究还是不够的。他们选择了15例最适合放在一起做统计分析的研究(符合要求的研究数量如此之少，也在研究者们的意料之外)。[1]

他们的分析证实，患阿尔茨海默症的女性确实在一系列的认知测试里表现不佳，最为惊人的是其中一项语言能力测试的结果。(一般来说，女性在患上痴呆症之前——在这项测试上表现得一直比男性好)。另一方面男性在他们一直以来的强项——视空间能力上则保持优势。另外，尽管结果显示，测试结果的差异未受到教育水平和年龄的明显影响，但作者对此仍然留有余地。本研究并没有包括对遗传学测试结果的分析，但广泛流行的说法是女性对著名的APOE4基因更易感，研究者们猜测，它也许在两性差异里也起了一定作用。携带有一份APOE4基因拷贝给女性带来的风险要超过男性(虽然携带有一对APOE4基因拷贝时，患病风险对男女两性就相差不大了)。不过，APOE4基因只存在于整个人群中大概20%的人身上，所以它的影响也有限。

他们也怀疑，认知储备也存在性别差异，但他们最有趣的想法都围绕着女性荷尔蒙(雌激素)。在整个关于男性、女性和阿尔茨海默症的故事里，雌激素跟阿尔茨海默症的关系是最复杂、最引人入胜，也最可能产生误导的研究课题之一。

早在数十年前，就已经有研究对雌激素以及它跟阿尔茨海默症之间的关系产生兴趣。年龄在51岁左右的妇女进入更年期时，体内的雌激素会突然大幅度下降(奇怪的是，虽然女性预期寿命自19世纪中期以来呈现稳步上升的趋势，但女性的更年期年龄却一直固执地停留在51.8岁)。最初步的探索只是想看到底人为补充雌激素会不会增强更年期后健康女性的认知能力，而20世纪

---

1 Irvine, K. et al: "Greater cognitive deterioration in women than men with Alzheimer's disease: a meta analysis". Journal of Clinical and Experimental Neuropsychology 34(9)November 2012: 989-998.

80年代的一项研究把一些不相干的研究线索综合起来，结果走出了至关重要的一步。他们发现：雌激素可以影响动物行为；把雌激素注射到摘除了卵巢的雌性小鼠体内，就能大大激发它们大脑里乙酰胆碱网络的活性；而在患上阿尔茨海默症的人类病人体内，乙酰胆碱水平是明显减低的（第一代抗阿尔茨海默症药就是基于这一观察结果之上的）。[1]这些关联已经足够说服研究者们进行一项小规模的临床试验——给7位患有阿尔茨海默症的妇女施行6周的雌激素治疗。他们发现，7人里有3位病人在注意力、定向力和社交互动方面都有了改善。但考虑到荷尔蒙替代疗法的已知风险，要把它作为治疗阿尔茨海默症的推荐疗法还为时过早。

20世纪80年代那种小心翼翼，反复在受益和风险之间斟酌的态度，到了90年代就完全被更强烈的热情和行动力取代了。这10年中，数例研究都表明，由于更年期后出现症状而服用雌激素的妇女，跟条件匹配的对照组相比，阿尔茨海默症的发病时间似乎更延迟。当然结果仍然存在不一致——有些研究并没找到有显著性的效果——但这股潮流确实已经形成。下面这些句子都摘自20世纪90年代晚期的几篇学术论文："更年期后的妇女使用雌激素可能会推迟发病，甚至降低患阿尔茨海默症的风险。""……雌激素替代疗法可能可以预防或推迟阿尔茨海默症的发病……""我们的研究结果为雌激素能保护人群远离阿尔茨海默症提供了更多证据。""已有证据显示，雌激素能够降低阿尔茨海默症的发病率，或者拖延起病时间，或者两者皆可。"[2]

需要格外注意的一点是，所有这些研究没有哪一个可以下定论——要想得到真正有决定意义的结果，我们需要一项大规模、前瞻性（而不是回顾性）的研

1　Fillit, H. et al: "Observations in a preliminary open trial of estradiol therapy for senile dementia-Alzheimer's type". Psychoneuroendocrinology 11(3)1986: 337-345.

2　Tang, M. et al: "Effect of oestrogen during menopause on risk and age at onset of Alzheimer's disease." The Lancet 348 429-432 1996;Paginini-Hill, A. and Henderson, V. W.: "Estrogen Replacement Therapy and Risk of Alzheimer Disease. Archives of Internal medicine 156 2213-2217 1996; Kawas, C. et al: "A prospective study of estrogen replacement therapy and the risk of developing Alzheimer's disease". Neurology 48 1517-1521 1997; Sherwin. B. "Can estrogen keep you smart? Evidence from clinical studies". Journal of Psychiatry and Neuroscience 24(4)1999: 315-321.

究，它需要证实那些阳性结果，也同时能把阴性结果抛进科学的故纸堆。所以后来，妇女健康促进会（The Women's Health Initiative, WHI）于1991年成立，旨在调查研究更年期后女性患病和死亡的原因。[1]最初的病因包括心血管疾病、癌症和骨质疏松症，但之后对痴呆症的兴趣让WHI进行了两项临床试验：一项是为切除了卵巢的女性施以雌激素单药治疗，另一项是给未切除卵巢的女性使用雌激素和孕激素的组合药物。（雌激素/孕激素合并疗法本来是为了预防子宫内膜癌。）

这两项研究给那些心怀希望，认为雌激素也许会是解决女性阿尔茨海默症的一剂神药的那些人兜头浇了一盆冷水。复合激素疗法的试验在2002年初被叫停，因为它所引发的高风险：心肌梗死，血栓，中风，尤其是乳腺癌（大概可以让风险提高26%）。雌激素单药试验一直进行到2004年，但也就止步于此，它没带来多少益处，却能让某些疾病的风险略微增加，尤其是中风的风险。

从治疗阿尔茨海默症的观点来看，更重要的是，女性服用雌激素，无论采用的是单药治疗法还是复合疗法，都会提高她患上阿尔茨海默症的风险。这一结论虽然让科学家们惊讶，但却清晰不容置疑。《美国医学会杂志》的结论也同样明确："我们并不推荐在65岁或以上的老年妇女身上使用荷尔蒙疗法来预防痴呆或者认知能力衰退。"[2]

就像我们熟悉的那样，就算是看起来再确凿无疑的结论，也有一定的限制条件。作者也承认，两项研究中观察到的，治疗带来的中风和心血管疾病风险升高也可能让血管性痴呆的患病率提高——需要注意的是，他们采用的诊断是痴呆症，而不是只针对阿尔茨海默症——尽管在试验结束之后进行的脑成像检查发现，导致痴呆症增加的原因并不是血管问题，而是脑容量减少。另一个让人关注的问题是研究里女性被试的平均年龄是63岁，进入绝经期的时间平均12年，也许这时要让荷尔蒙疗法再发挥作用已经太迟。研究者的看法是"不可

1　Shumaker, S. et al: "Conjugated Equine Estrogens and Incidence of Probable Dementia and Mild Cognitive impairment in Postmenopausal Women". Journal of the American Medical Association 291(24)2004: 2947-2958.

2　出处同上，2947页。

逆的神经退化"也许已经发生——而这种神经退化意味着神经系统不再能"响应"雌激素的影响。

距离这些结论已经过去了 10 年，但它仍然成立。荷尔蒙替代疗法对 60 岁左右的女性无效，不管是对痴呆症还是别的。相反它还可能带来风险。

所以处在相关年龄段的女性要么中止她们正在接受的荷尔蒙治疗，要么选择根本不开始这种治疗，她们都可能从这些研究成果中受益。在她们这个年纪，并不推荐摄入雌激素。但对于更年轻些的女性来说，这些结论对她们来说并不一定成立，可她们会被那些基于 WHI 结果的宣传吓到，而做出同样的决定。WHI 的研究并没有纳入更年轻的女性作为被试，他们得出的结论虽然对于老年妇女来说是准确的，但对于更年轻些的女性群体也可能并不适用。

所以我们该怎么看待这个问题呢？在我概要描述一个能澄清一切的观点之前，我们需要意识到，这种科学不确定性的一个主要因素就是进行研究的方式有区别。理想的情况下，研究者希望从一开始就能在人群里进行治疗组和安慰剂组的随机对照研究，但它不一定总是可行的。由于 WHI 研究里选择的被试年龄为 65~79 岁，所以几乎没人有把握让对照组和治疗组各方面条件等同。

举例来说：选择参加研究，接受荷尔蒙治疗的女性一般接受过较好教育，身体更好，生活方式也更健康。所以某些亚健康的生活方式带来的问题，比如肥胖或者高血压，也是阿尔茨海默症的风险因素。这意味着生活方式健康，选择参加研究的女性也许本来患上阿尔茨海默症的风险就比较低。那样就很难说到底是哪个起了更重要的作用：健康的生活方式还是雌激素。

一旦遇上我们试图把所有临床试验的结果整合起来，这一类的偏倚就成了大问题：试验可以选用许多方法，而研究方法的差异就会让两项研究的结果无法放在一起比较。这就是随机法研究里"随机"的重要性：治疗以外的因素——那些你希望忽略掉的因素（比如健康的生活方式）——会以同等程度影响治疗组和安慰剂对照组。

所以一开始是 20 世纪 90 年代的研究发现，雌激素在预防或推迟阿尔茨海默症的发病方面还是有效的。然后 WHI 的研究恰好唱了反调，至少对于 60 多岁的女人来说无效。大家很容易假定WHI的研究结论可以推广到所有女性身上(事实上也确实有成百上千的人是这么想的),不管她们是什么时候开始进行的雌激素治疗,或者她们的治疗持续了多久。但就算是像这个研究一样设计得再周全也值得推敲。比如,60岁以上服用雌激素的女人面临更高患上阿尔茨海默症的风险,这实际上是一个相对风险:更多阿尔茨海默症的病例跟背景患病率有关。但背景患病率在年轻些的女性中明显较低,就算是把雌激素带来的高风险算进去,也不过意味着一千个服用雌激素达到5年的女性里会多出差不多一个阿尔茨海默症的病人,但除此之外,还有其他原因迫使我们探究到底WHI的研究结果是否也适用于更年轻些的女性。

首先,先抛开那些选择了绝经期妇女的实验不提,20世纪80—90年代,许多基础激素生物学和动物的实验都发现,雌激素疗法应该有效。首先大脑受到雌激素的调控,在细胞膜和细胞核膜的外侧都有可以跟雌激素分子结合的受体——能够进入细胞核跟DNA接触也意味着雌激素可以影响那里基因序列的表达。而且我们已经知道,雌激素可以保护神经元,增强脑外伤之后的神经修复,对神经元的生长也有支持作用。

动物实验也表明,引入雌激素治疗的时间非常重要:比如,雌激素可以调整海马区神经元树突棘的生长。切除雌鼠的卵巢之后,雌激素水平就一落千丈,神经元树突棘也会萎缩;如果4天后就开始雌激素治疗,那它们还可以恢复,但如果再等8天,它们的萎缩就无法挽回了。如果用这些没了卵巢的小鼠们来做记忆测试,3个月之后就接受雌激素治疗的小鼠要比12个月之后才接受治疗的同伴表现得更好。

从这些互相矛盾的研究结果出发,科学家们逐渐形成一个可以解释以上现象的理论。它被称为"关键时期"假设,内容是应该存在一个理想时间段,比如更年期开始,那时候就开始雌激素治疗就能帮助预防痴呆症,但这个时间段是有期限的,荷尔蒙替代治疗应该在4~5年后结束。

"关键时期"假设如今已经流行了10年,也已经成为WHI发现的负面作用和之前那些有效结果之间差异的有力解释。后来的研究发现,那些因为各种原因，从相对年轻时就开始接受荷尔蒙治疗的女性在多年之后的记忆测试上表现得更好。这些结果虽然并不能证明早年开始的荷尔蒙疗法能够预防阿尔茨海默症，但至少提示了这种可能。其中一项最具说服力的(因为是随机抽样) 一项研究，选取了超过260位服用雌激素来避免骨质疏松女性的研究。这些女性从更年期一开始就服用雌激素，2~3年后停用，然后5~15年之后参加测试。跟安慰剂对照组相比，她们遭受认知受损的风险更小。

存在一个相对年轻的关键时期——在这段时间里雌激素可能有效——这和流行的观念认为，阿尔茨海默症的疾病进程在有任何可见征兆之前就已经开始起步，这两者是一致的。当然，因为这个领域的研究长期存在彼此矛盾的研究报告，所以我们需要更多、更有说服力的研究。但如果未来有什么大型研究选择刚进入更年期的女性做研究，给她们服用3~4年的雌激素，然后等上10~20年，发现她们确实可以从中获益，我们也无须惊讶。她们的"获益"最起码是阿尔茨海默症的推迟发病，甚至可能更好。

第十六章　真是铝惹的祸？

如果你经历过那个年代，你就会记得，铝被认为是导致阿尔茨海默症的元凶。我们被教导不要用铝锅煮酸的食物，比如大黄；止汗剂里的含铝成分会渗入皮肤，然后进入血管，跨过血脑屏障入住那些乐意接受它的神经元里；还有抽烟会把铝吸进肺里。就算是最无辜的饮料——茶叶，也难逃被怀疑的命运。这些说法从20世纪70年代开始出现，到20世纪90年代还很流行，直到如今你上网，还能看到很多人因为铝"导致"阿尔茨海默症而对铝制品避而不及。

我开始写这一章的时候，目的曾非常明确：我要写的是，铝导致了阿尔茨海默症这种说法现在已经几乎没什么科学家在关注，关于铝和阿尔茨海默症的关系鲜有报道，有也只是八竿子打不着的那种，对铝的恐惧也似乎已经烟消云散。所以到底发生了什么？科学是怎么打消顾虑，遏制了铝恐慌？

这是我曾经的目标，但没过多久我就决定放弃它了，因为到底发生了什么其实并不清楚。事实上确实有很多研究提到了这个问题。这个故事的开头比较无辜，一些科学家出于好奇心开展研究，由于参与研究的人越来越多而势不可挡，然后到了某一个时间点，由于确证证据显然不如预期那么可靠或前后一致，支持者和反对者各自站队，最后看来胜负难分。这个平局，以及指向不同方向的混乱证据，都不足以驱使科学家进一步探索。随后这一热潮就降温了。

"这项研究其实起源于一个巧合。"[1] 这个开头不仅仅对于一篇学术文章来说不同寻常、优雅且谦逊，它还引爆了一场漫长、精彩、情节曲折的科学冒险。这篇论文曾经被认为是揭示了阿尔茨海默症主要病因之一的大师之作，但现在已经风光不再。

那是1965年，虽然当时斑块和神经缠结以及它们跟阿尔茨海默症的关联已经广为人知，但人们对疾病本身还没有像今天这样恐惧。这篇论文的作者之一——伊戈尔·克拉措（Igor Klatzo），那时已经靠把新几内亚神秘的库鲁病和人类的痴呆症、克雅二氏症联系起来而闻名于学界。我在《致命错误（Fatal Flaws）》这本书里写过他的这段科学侦探故事。论文的第二作者，亨利·维希涅夫斯基（Henry Wisniewski）一直到1999年去世前都是阿尔茨海默症研究领域中的中心人物。

但这篇论文其实开始跟阿尔茨海默症无关。克拉措的研究小组调查的是发生在兔子身上的一种奇怪的癫痫症，它由摄入一种叫磷酸铝的铝盐而引发。癫痫发病的副产物是兔子大脑里开始出现一种卷曲状态的蛋白质，而当时的研究者，至少没有仔细考虑，就马上把它认作了阿尔茨海默症病人大脑里的神经缠结。

这项研究差不多是直接观测到了如果把铝盐注射到大脑里，就会有细线状结构出现。在同一杂志上的下一篇文章把研究向前更推进了一步，但只得到了一个"一方面……另一方面"这样含糊不清的结论。也就是说，这些所谓的神经细线确实以某些方式参与了阿尔茨海默症里神经缠结的组成过程，但在电子显微镜下它们跟神经缠结在大小和形状上都有显著区别，研究者只能期待更多相关工作来确定它们到底是不是相关。他们也同时指出，重要的是兔子大脑里的神经缠结总是跟铝盐结合在一起，因此它的产生也可能是由铝盐引起的，但铝盐跟阿尔茨海默症到这儿还没有扯上什么关系呢。

---

1 Klatzo, I. et al: "Experimental production of Neurofibrillary Degeneration" Journal of Neuropathology and Experimental Neurology 24(2)1965: 187-199.

尽管这两种缠结在许多方面明显不同，要说只是巧合而忽略也说不过去。就像论文的第二作者——亨利·维希涅夫斯基说的那样，"这篇文章一发出去，全世界都在讨论铝可能是导致阿尔茨海默症的病因……"[1]他还说，他和其他人花了数年去证明兔子大脑里的缠结和人脑中神经缠结之间的巨大差异。在这之前，这些研究已经开创了一个新的科研领域，也造成了一些民众对铝带来患病风险的恐慌。这些恐慌直到现在也没有完全消失。

在所有对这个让人激动的初步结论表示关注的人里有一位加拿大科学家，唐纳德·克莱普·麦克拉克伦（Donald Crapper McLachlan）。他之后成为铝和阿尔茨海默症研究编年史里的一个关键人物。他从患癫痫的兔子大脑里出现与阿尔茨海默症类似的神经缠结受到启发，意识到显然这点类似根本不足以把两者联系起来。于是他把眼光放得更远了些。

他开始着手检查所有尸检大脑里的铝含量，不管大脑是不是来自患阿尔茨海默症的病人。这一定是个稍显冗长乏味的工作，从大脑的不同区域取一小片组织，检查每一片里的含铝量。克莱普·麦克拉克伦意识到，他得十分小心不要让周围环境中的铝混入样本中，毕竟它是地球上最广泛存在的元素。对样本的污染可能来自肥皂、纸巾、自来水、房间里的灰尘，甚至——那时的时代标记——烟灰，对它们都得严加防范。

结果显示，铝和疾病的相关还是值得探索的。在阿尔茨海默症病人的大脑组织里，平均铝含量是未患病的人大脑里的两倍，尤其在神经缠结分布更集中的地方积累的铝含量也更多。但铝和大脑里斑块的分布则没有相关性。再加上动物实验里得到的结论，大脑中差不多浓度的铝可以导致动物的行为障碍，就已经足够勾起科学家的好奇心，诱惑他们继续跟进了。特别是他报道这种效应的第一篇论文还发在了备受关注的《科学》杂志上。[2]

他的研究结果也许激起了科学家们的好奇心和行动力，但还算不上是警

1　in Alzheimer Disease The Changing View eds. Robert Katzman and Katherine Bick Academic Press 2000 pp. 133.

2　Crapper, D. R. et al: "Brain Aluminum Distribution in Alzheimer's Disease and Experimental Neurofibrillary Degeneration" Science 180 (4085) 1973: 511-513.

钟。被注射了铝盐制剂的动物大脑里开始出现奇怪的沉积物,看起来像是——但又不完全像阿尔茨海默症里的神经缠结,一个小样本中的病人大脑也显示出比正常人大脑里更高的铝含量,而且在神经缠结越集中的地方铝的含量似乎也越高。但这也还不算证据确凿,而是一小部分引人关注,但却互不相关的观察结果。

但之后事件就开始升温。美国人丹尼尔·珀尔(Daniel Perl)和阿瑟·布罗迪(Arthur Brody)发现,不光是神经缠结集中的脑区含有更多的铝,而且铝还集中分布在那些内部形成神经缠结的神经元细胞核附近,正好跟之前克莱普·麦克拉克伦用他的技术发现的位置高度重合。[1]他们的样本量虽然很小:3个大脑来自患阿尔茨海默症的病人,另外3个来自未患病的人,但结果却让人惊讶:海马区90%出现神经缠结的神经元都含有铝,而临近没有神经缠结的神经元则几乎不含铝。

珀尔和布罗迪的论文写的是适用范围有限的模型,但之后的发展却失控了。耶鲁大学一个名叫史蒂芬·列维克(Steven Levick)的精神科住院医师在《新英格兰医学杂志》发文宣称,基于珀尔的研究,和他的第一手私房观察,他做学生时买的那些廉价铝制锅用不了几年就变得坑坑洼洼,所以也许大部分美国人都不知不觉就被厨房里的锅碗瓢勺毒害了。慢性中毒导致阿尔茨海默症的论调这时候已经呼之欲出,马上就吸引了全世界的注意力。其实列维克在这儿只提了一个建议——除了珀尔和布罗迪的研究,他根本没有其他数据来支持他的主张。但无论如何,关于铝的争议马上就席卷世界。

公众的表现你可以预料——从惶恐不安到漠不关心都有——而科学界,以他们一贯以来的中立态度,用实验来表达他们的兴趣。从1989—1991年这3年内,发表的学术文章里源源不断地出现下面这些论调:

一个英国实验室报道,铝不仅跟阿尔茨海默症大脑里的神经缠结相关,也

---

1 Perl, D. P. and Brody, A. R.:"Alzheimer's Disease:X-ray spectrographic evidence of aluminum accumulation in neurofibrillary tangle-bearing neurons." Science 208 (1980), 297-299.

出现在淀粉样蛋白的中心结构里。也是多亏铝出现在斑块和神经缠结里，让整个故事有了一个牢固的立足点。英国医学杂志《柳叶刀》也刊登了好几封讨论这项研究的读者来信，其中一封指出，似乎铝元素在斑块形成后期才进入斑块，所以可能铝跟斑块形成并没有什么关系；另一封一边倒地相信这是铝有毒的另一条罪证。就这样，之后几年里双方拉来扯去也没争明白。

《柳叶刀》这时还只在预热，1989年1月，它发表了一项涉及英国88个郡的调查，结果显示，那些饮用水里铝含量超过0.11 mg/L升的地方，跟饮用水铝含量仅有0.01 mg/L的地方相比，其居民阿尔茨海默症的患病率要高出50%。研究之所以针对饮用水是因为，那时认为水里面的铝（用于澄清水体）比其他来源的铝更容易被人体吸收。如果我当时住在文章里提到的这些地方，我也会因为这篇报道惴惴不安，但依惯例，文中措辞仍旧谨慎："目前调查的结果为铝是阿尔茨海默症病因的说法提供了支持，然而，如何理解得到的结果仍然需要小心……"[1]这是科学家们惯用的台词：你不能表现出你故意忽略研究的潜在影响不提，但同时也不能让你的同僚们觉得夸大其词。然而几个月后法国西南部进行的一项研究也得到了类似的结果。

几乎同时，在华盛顿州的一个研究小组报道说，他们发现长期使用含铝的止汗剂和阿尔茨海默症患病风险之间存在微弱联系，但事实上他们最后绕回来否认了自己的发现，因为他们是通过询问病人的代理人（比如亲属等，很多时候就不得不使用这种方法）来收集的数据，最后他们得到的数据会带有比较大的不确定性。

到了1991年，唐纳德·克莱普·麦克拉克伦也许是被如此广博的新数据所感动，于是直截了当地在《加拿大医学协会期刊》上发文：《减少铝的摄入量可以降低阿尔茨海默症的发病率吗？》。[2]他和他的几位同事声称，减少个人对铝

1　Martyn, C. N. et al: "Geographical Relation Between Alzheimer's Disease and Aluminium in Drinking Water". The Lancet 1(8629)January 14, 1989 p. 59-62.

2　Crapper McLachlan, D. R. et al: "Would decreased aluminum ingestion reduce the incidence of Alzheimer's disease?". Canadian Medical Association Journal 145(7)1991 p. 793-804.

的摄入量不失为一种明智的公共卫生措施；他们假设，这会让阿尔茨海默症的发病率也随之下降。这篇文章的发表，距离最开始向兔子大脑里注射铝可以导致癫痫并出现类似神经缠结的沉积这项研究过去了差不多20年。唐纳德·克莱普·麦克拉克伦又添上了各种证据：铝可以在动物身上导致认知受损；它会富集在阿尔茨海默症病人的大脑里受损最严重的那些区域；饮用水可能会增加患病风险，而一种金属络合物——去铁胺（desferrioxamine），在两年内似乎能有效维持一组病人的认知能力，也许就是通过去除铝起的作用。

这是克莱普·麦克拉克伦的结论："来自4个方向的独立证据链，支持了铝是阿尔茨海默症的一个重要危险因素的结论"，但他也承认，它们之中哪一个都不完全靠得住。而且，"危险因素"这个词让争议再次升级：到底铝是致病因素，还是病已经得上了，铝才开始慢慢积累下来？这两者之间有根本差异，而且就算在当时，距离最初发表的数据已经过了20年，这个问题还是没有定论。

直到差不多20世纪90年代早期，所有坚持证明铝是阿尔茨海默症危险因素的努力都已经放缓脚步，批评的声音才一跃而起，各种持相反证据的文章纷纷出炉，铝是危险因素的研究从此一蹶不振。科学史里也有这样的事情，经过多年的争论和探索，忽然出现一项研究，或者一篇报道，整个事件就从此盖棺定论。1992年年末，《自然》杂志接受了一封简短的投稿，就完全符合这样的情节。

牛津大学的研究者们用一种新的技术给铝参与阿尔茨海默症斑块的组成这种说法浇了一盆冷水。他们用核显微镜（nuclear microscopy）在斑块里没找到任何铝，但也确认了铝存在于背景之中。所以他们认为，实验室的工作人员再怎么细致，也无法完全避免铝的污染：实验仪器，用来染色突出细胞特征的染料，所有地方都可能存在污染。在他们看来，之前在阿尔茨海默症的斑块里发现的铝很容易解释：污染。

这等于是在质疑之前的科学家们都工作马虎。所以他们的说法自然没在科学界得到什么好脸色。但这种说法却流行开来。《纽约时报》用"阿尔茨海默症研究新进展质疑疾病跟金属的关系"做了头条，[1]然而，丹尼尔·珀尔仍然坚信他是对的，并提示读者，他的观点有确凿证据支持：在神经缠结周围有铝存在；至于斑块里到底有没有铝不会改变什么，这个证据无关紧要。

气氛这时候已经变得有点紧张，从《加拿大医学协会期刊》上刊登的一则有意思的小争论就看得出来。整个事件开始于一位自由撰稿人马文·罗斯（Marvin Ross）为多伦多举办的国际阿尔茨海默症大会所写的一篇文章。[2]文章其实对唐纳德·克莱普·麦克拉克伦的关于铝和阿尔茨海默症的研究工作持支持态度，但读者的反映却并不是这样。当时在安大略省伦敦市的西安大略大学任职的戴维·穆诺茨博士（David Munoz）批评期刊登了一篇"带着偏见和曲解的文章"，他认为"只有克莱普·麦克拉克伦和他的同事们在宣传减少铝的摄入，没有任何其他的科研小组这么做"，并且质疑，为什么一本学术杂志会在这种情况下登这样一篇关于铝和阿尔茨海默症的文章。因为根据他的搜索，所有3 803篇关于阿尔茨海默症的医学专业文献里，只有15篇跟这个主题有关。[3]穆诺茨说，这种观点已经被科学界"淘汰"了。

随后在杂志的同一期，刊登了一大堆声援克莱普·麦克拉克伦的回应，还有他本人的大胆预测：如果能降低安大略省饮用水中的铝含量就可以避免数以万计的人患上阿尔茨海默症。[4]穆诺茨明显感觉到自己被攻击了，所以他回击期刊说："考虑到目前看来，大多数人都支持他（克莱普·麦克拉克伦）的看法"，又说，《加拿大医学协会期刊》"跟其他学术期刊不同的地方在于它支持不入流的理论"。

这些精彩争论再次让我觉得，有时候学术杂志上的文章其实克服了弗朗西斯·克里克（Francis Crick，发现DNA结构的那个人）所厌倦的缺点："再没有什

1 Kolata, Gina: "New Alzheimer's Study Questions Link to Metal" NYT November 10, 1992.

2 Ross, Marvin: "Many questions but no clear answers on link between aluminum, Alzheimer's disease". Canadian Medical Association Journal 150(1)1994: 68-69.

3 Munoz, David: "Aluminum and Alzheimer's disease". Canadian Medical Association Journal 151(3)1994: 268.

4 Munoz, David: "Aluminum and Alzheimer's disease". Canadian Medical Association Journal 151(3)1994: 269.

么文章像学术论文那么难懂，读起来还无聊至极。"[1]但除了取悦围观群众，这些争论究竟对假设铝是病因的论调有什么影响？

那是1994年，虽然穆诺茨的3 803篇文章里只有15篇是关于铝和阿尔茨海默症的观点看起来很有说服力，但数据本身并不一定就能体现研究的实际情况。毕竟，在20世纪中期还没有太多关于阿尔茨海默症的文章呢。但和穆诺茨一样持怀疑态度的也不乏其人（只是他们都没有到说这种理论是"不入流"的程度）。那时还不清楚铝具体在疾病里起得是什么作用——如果真的有作用的话。

的确，有数据显示饮用水，大脑里的神经缠结都跟这种金属有关，但同时也有几项研究并没找到它们之间的联系。实际上1989年最开始报道阿尔茨海默症和饮用水之间关系的英国团队在1997年收回了结论，声称大部分之前涉及饮用水的研究（包括他们自己的）都不完善，其中一部分原因就是他们没有考虑到铝在供水系统中的含量可能随着时间改变，另一部分也是因为硅化物可以影响身体对铝的吸收，但并没有包含在实验设计里。所以他们重新测量了这两项，然后发现在其他研究认定会造成高风险的浓度水平上，铝并不会带来任何风险。但他们还是含糊其辞："我们无法排除当饮用水中的铝含量位于非常高浓度的时候，铝是否跟阿尔茨海默症相关，但从我们的结果来看，当铝含量不超过0.2 mg/L时，它们之间的关联非常弱。"[2]

对那些经常需要服用抗酸剂的人来说，饮用水跟阿尔茨海默症有关这种说法其实不靠谱。他们吃下去的铝比他们从饮用水里摄入的高出1 000倍不止，但科学家并没有发现阿尔茨海默症和抗酸剂有什么关系。此外也还有许多问题：铝怎么能轻易到达大脑（尤其是从胃），为什么不同的研究结果差异那么大，以及铝究竟在里面起了什么作用。也是在那时，20世纪90年代中期，淀粉样蛋白级联假设风头正劲，它认为斑块最先出现，神经缠结其次，那么铝如果是病因的话，它又怎么能只跟神经缠结相关，而不在斑块里出现？

1　The Astonishing Hypothesis: The Scientific Search for the Soul (1995), xiii.

2　Martyn, C. S. et al: "Aluminum Concentrations in Drinking Water and Risk of Alzheimer's Disease". *Epidemiology* 8 1997: 281-286.

争论一直持续，也没有哪一方争得上风，有也不过是暂时的一点优势。在"神经科学论坛"上，借着一篇发在《神经科学纪要》上短平快的小文章，之前讲过的戴维·穆诺茨博士再次回头参与到争论中，仍然对铝致病假说不屑一顾。[1]他的文章里点缀着诸如这样的句子："主流科学很久以前就淘汰了铝致病假说，通常都把它看作边缘理论"以及我最喜欢的一处，"《柳叶刀》曾经发表过一篇文章名叫《铝假说还活着》，照某些人的说法，猫王也是"。[2]抛开文采不论，穆诺茨对铝假说的分析是相当有说服力的。但"神经科学论坛"上也肯定有人发表反对观点，这次是威廉姆·福布斯（William Forbes）和盖瑞·希尔（Gerry Hill）。他们低调回应说，对这个问题持"有保留的肯定"。[3]但他们也同时呼吁，需要给铝假说一点耐心，因为这个故事太复杂，短时间内无法评判。里面不确定的因素包括能否准确而详细地诊断阿尔茨海默症，确定不同形式的铝的化学性质和它们对人类大脑的影响，还有最后，需要统计学来评估所有这些证据，并分析非常多样化的病人群体。作者列出了长长一张单子记着各种需要解决的问题，但话锋一转就下了结论："水体里的铝是阿尔茨海默症的一个可能的危险因素。"

比拼文采的话，穆诺茨那天也许略胜一筹，但关于铝的故事仍然没有结束，尽管因为缺乏突破性的发现，科学家已经对这个研究课题不再感兴趣。这个故事之所以生命力顽强，其中一部分的原因也是因为证据之间彼此关联，就算每一部分的说服力都不够强，但把它们合在一起看，就似乎预示着背后还藏

1　Munoz, David G.："Is Exposure to Aluminum a Risk Factor for the Development of Alzheimer Disease?—No". Archives of Neurology 55 May, 1998: 737-739.

2　摇滚歌手艾尔维斯·普雷斯利，昵称猫王，与1977年去世，死因据推测是药物滥用导致的心律失常，也有人猜测是吸毒或酗酒过量。他去世之后，有些人称在不同地方见过他，因此有传闻他的死是为了躲避大众关注，是流行文化中最著名的"死亡阴谋论"。——译者注，资料来源：https://zh. wikipedia. org/wiki/埃爾維斯·皮禮士利；http://www. csicop. org/sb/show/theres_no_debate_elvis_is_not_alive

3　Forbes, W. F. and Hill, G. B. "Is Exposure to Aluminum a Risk Factor for the Development of Alzheimer Disease?—Yes" Archives of Neurology 55 May, 1998: 740-741.

着什么。之后，2006年英格兰报道了一个奇怪的病例，[1] 关于一个住在康沃尔的女性。康沃尔曾经有过一次饮用水污染事故，1988年，大量硫酸铝——接近两万吨不慎泄漏进入饮用水。2003年这位时年58岁的妇女开始出现痴呆症状：找词、命名物品、简单计算都变得极其困难，她的病情持续恶化，于2004年去世。尸检发现，在她的大脑血管里存在许多beta淀粉样蛋白，但很少形成斑块。更让人惊讶的是她的大脑里铝水平比一般人要高出20倍。

　　虽然是个例，但它就像整个研究领域的缩影，包含了几乎全部之前的研究课题：有痴呆，有绝对过量的铝，但真正能诊断阿尔茨海默症的特征性症状，比如斑块和神经缠结的存在，却难以寻觅。这位女病人还携带有两个拷贝的 *APOE4* 基因，意味着就算没有铝，她也是阿尔茨海默症的高危病人。但我们没有什么可行的办法，能比较她和同地区其他人大脑里的铝含量。在那场泄漏事故里，有高达2万人暴露在高浓度铝风险之下——可能还有更多病例会浮出水面。值得注意的是，在泄漏之后，调查没有立即开始，有人指出，因为媒体蜂拥而至，阴谋论的兴起和随之而来的官司，使得要想找不带偏见的当地居民做被试进行研究已经不可能了。许多人报告的症状，比如记忆力受损或者疲劳，其实在泄漏发生之前就已经存在。[2] 当然就算我们在事故之后立即着手调查，也无法知道远期影响。这个病例可能是个提示，但只要没有其他类似的病例出现，我们就很难处理这个个例观察。

　　所以现在已经进入21世纪，研究到底到了什么程度？铝摄入与阿尔茨海默症的关系跟20年前相比，绝对已经失去了它的热度。许多结果彼此矛盾，发现的提示性结果找不到后续解释，更何况，还有很多其他更有希望的方向值得科学家探索——所有这些加起来，都让它不再成为焦点。当然仍然有相关文章发表，但通常作者都加上自己对铝假说的诠释；有时候甚至是用发表文章来推

1　Exley, C. and Esiri, M. M.："Severe cerebral congophilic angiopathy coincident with increased brain aluminium in a resident of Camelford, Cornwall, UK."Journal of Neurology, Neurosurgery and Psychiatry 77 2006: 877-879.

2　David, A. and Wessely, S.："the Legend of Camelford:Medical Consequences of a Water Pollution Accident". Journal of Psychosomatic Research 39(1)1995: 1-9.

动其他事情的发展。比如其中一篇类似文章的作者，露西亚·托姆列诺维奇（Lucija Tomljenovic）指出，在饮用水里添加铝制剂来澄清水质，减少有机物质的做法开始于19世纪80年代晚期，而第一例阿尔茨海默症出现于差不多20年之后。她继续发表了另一篇文章来支持她的环境致病论，指出，1926年发表的一篇文章说明，那时阿尔茨海默症还非常稀少。[1]但正如我在第三章就已经写到的，用查找医学文献的方法来试图估计20世纪任何一个时间点上阿尔茨海默症病例的实际数量都肯定是不准确的：那时候痴呆并没有被认为是种疾病，而且就算它是，也大多数被归咎于血液循环导致的问题。（托姆列诺维奇对铝的兴趣后来扩展到铝制剂作为疫苗添加剂的用法，以及她对此的不信任）。[2]

仍然还有人继续研究：日本学者最近发的两篇文章认为，经过这么多年的研究之后，确实有证据显示斑块中有铝的存在，而且在淀粉样蛋白级联反应假说里也存在许多铝在体内积累的途径。（我提到日本是因为，20世纪90年代时这完全是加拿大科学家的领域——加拿大科学家比其他国家的科学家发表了更多跟这个主题有关的文章）。

铝到底是不是风险因素？我仍然无法给出定论，既不能完全忽视相反的证据，也不能就此全盘接受。如果我必须要选择一方的话，我会说最后就算有证据显示铝确实参与了阿尔茨海默症的病程发展，它起的作用比起我之前提到过的那些因素——比如教育、脑容量、责任感、血压、动脉硬化、糖尿病、肥胖、体育锻炼、挑战智力的工作……以及许多其他类似的因素——也并不算显著。

1　Tomljenovic, L.: "Aluminum and Alzheimer's Disease: After a Century of Controversy, Is there a Plausible Link?". Journal of Alzheimer's Disease 23(2011): 567–598.

2　出处同上，577页。

第十七章　痴呆症的多样性

在谷歌搜索上，你不用费什么功夫就能搜到这样描述人类大脑的句子："它是已知世界里最复杂的东西"或者类似的文字，但我们也都知道，随便就近找一只鲸鱼就能推翻这个论断。总之我不是要诡辩，只是想说："大脑有无数种出错的可能其实也不足为怪了。"

在这本书里，我一直都在讲最常见也最麻烦的一种痴呆：阿尔茨海默症。它确实是最常见的，在所有痴呆症中，它可以占到65%~75%。它的患者数量之巨大使它成为医疗保健的最大难题，但并不是说另外25%左右的疾病就不值得关注，不仅是为了那些患者和他们的家属，也是为了我们对痴呆症的探索能更进一步。

比如克雅二氏症。除了一些特别的基因型，我们很难预测它的发病，它也肯定比阿尔茨海默症少见得多，发病率每年大概在百万分之一例。第一个克雅二氏症病例的确诊跟阿尔茨海默向世界宣布他发现的大概在同一时间，但直到20世纪90年代中期，这种病才凭借一种出现于英国的新类型——变异型克雅二氏症进入大众视野。如今关于这种非常恶性的痴呆症已有200多个病例，其病因是摄入的朊病毒，它也是20世纪80年代造成疯牛病流行的元凶。

好消息是，这种变异型克雅二氏症已经被消灭了，这得归功于我们及时阻断了引发疯牛病流行的循环感染途径。但克雅二氏症本身仍然存在，其发病率在过去数十年也并没有怎么改变，尽管并没有什么证据显示有感染介质的存在。也许这也是种仁慈，克雅二氏症的进展比阿尔茨海默症要快得多：大多数病人死于确诊后几个月，但它也跟阿尔茨海默症有许多相似之处，不仅仅是患上这两种疾病的病人都表现出认知功能紊乱。

一项研究总结道：高达13%被诊断为阿尔茨海默症的病人患上的其实是克雅二氏症（虽然这个比例看起来高得不真实）。[1]更重要的是，这两种疾病在大脑里的传播方式非常相似。在类似克雅二氏症的朊病毒疾病里，一种由大脑本身合成的蛋白质，因为异常折叠形成变异，之后会强行促使其他正常构型的蛋白质也转变为构型异常的版本。整个大脑到最后可以因为这一过程而完全丧失功能。而从错误折叠的蛋白质开始，到它能同化其他正常蛋白质，从而造成疾病蔓延的过程，在阿尔茨海默症里也有相应对照，实验室研究已经确认，将已故的阿尔茨海默症病人富含淀粉样蛋白的脑组织接种给经过基因工程改造的小鼠，也会导致它们的大脑里出现大量斑块而且向四周蔓延。

这个过程被称为"病理性蛋白播种"。我们也要注意到，这里短小的斑块前体要比完全成型的斑块更容易激发同化过程，而阿尔茨海默症里，神经缠结的形成过程也与此高度类似。

关于这项研究，也有些不可不提的警示：无论阿尔茨海默症和克雅二氏症（以及其他朊病毒疾病）在细胞/分子水平上有何相似之处，它们仍然有着关键性的区别。据我们目前所知，所有朊病毒疾病都是带有传染性的，而阿尔茨海默症则没有。然而，两年前当德克萨斯大学报道，他们已经能通过输血让斑块从一只小鼠传递到另一只，还是在激起广泛关注的同时让不少人心生恐惧。我那时跟一群研究朊病毒的研究者坐在一个房间里，他们听到这个结果时简直有点惊慌失措。

显然这个结论还并不成熟，因为它从来没有在什么同行评议的专业刊物上露过面，但至少它确实间接导致了2012年11月在爱丁堡罗斯林研究中心召开

1　Manuelidis, E. E. and Manuelidis, L. :Suggested links between different types of dementias: Creutzfeldt-Jakob disease, Alzheimer disease, and retroviral CNS infections. " Alzheimer Disease and Associated Disorders 3(1989):100-109.

的会议，专家们从不同角度详细讨论了这个问题，试图搜寻所有有可能证明阿尔茨海默症带有传染性的数据碎片。可他们没有找到任何类似的证据。会议之后不久，宾夕法尼亚大学一个研究小组发表的研究也同样无功而返。他们的研究对象略有点小众：接受从刚去世的人脑垂体提取的人类生长激素（用作自身激素缺乏的替代治疗）的人群。[1]

考虑这些也是有原因的。从 20 世纪 70—80 年代，因为脑垂体里含有朊病毒而感染上克雅二氏症并去世的人已经超过 200 人。[英国专门研究朊病毒的阿兰·狄肯逊（Alan Dickinson）讲过他有天晚上曾经有过关于人类生长激素的可怕想法：只要所有脑垂体里有一个来自因克雅二氏症去世的病人，那么许多孩子都有患上这种疾病的风险了？] 已经有人估算了这个风险，脑垂体里有千分之一的可能会携带朊病毒。所以成千上万被处理过以供使用的脑垂体就意味着至少有 100 个被感染的腺体进入了系统。没人能说出准确的数字，但确实有这样的脑垂体存在，因为那 200 个人就是因为接受了从被感染脑垂体提取出的激素才去世的。

所以宾夕法尼亚大学的研究小组从头到尾把这个问题检查清楚了。他们从尸检确定垂体里有多少斑块、神经缠结和其他阿尔茨海默症的病变征象——这是开头。然后他们也查了上千位接受这些从死人脑垂体里提取人类生长激素的美国人，筛检他们中间是否有值得关注的死亡（不光是阿尔茨海默症，也包括帕金森症和脊髓侧索硬化症）。他们一共收集了 6 000 个病人记录，里面有大概 800 名死亡，这是结尾部分。

所有这些死亡证明里并没有提到阿尔茨海默症或者帕金森症，但里面明显有两例脊髓侧索硬化症（Amyotrophic lateral sclerosis, ALS，又名 Lou Gehrig's disease）。对这两个病例，研究者们也没有像之前希望的那样彻底清查，但也没关系，因为两个案例无法达到显著水平。

---

1 Irwin, D. J et al: "Evaluation of Potential Infectivity of Alzheimer and Parkinson Disease Proteins in Recipients of Cadaver-Derived Human Growth Hormone". JAMA Neurology 70(4)April 2013: 462-468.

之后他们发现了一个之前从没被人关注的病例，这是一位同样患了脊髓侧索硬化症的年轻人，他的病例改变了整个研究的走向：比起2个案例，3个就更有警示意味。当然这并不是什么根本性的改变，但是至少从数字上吸引了点注意力。因为当时人们担心有传染性的正是脊髓侧索硬化症，而不是阿尔茨海默症。如果证明其中一个有传染性，那么人们也会更害怕另一种疾病同样具有传染性。这个让人惊讶的第三个病例得到了强烈关注。病例里的年轻人18岁时死于脊髓侧索硬化症，这时距他接受生长激素治疗已经过去了差不多12年。看起来似乎他接受的生长激素疗法跟发病死亡之间有直接关系。但之后他的一部分脊髓组织被直接植入了一只僧帽猴的大脑，植入后，僧帽猴不但没有表现出任何疾病症状，还继续活了11年。这虽然不能完全排除感染性，但至少是个明显迹象。

但阿尔茨海默症本身又怎么样呢？研究者警告说，我们目前未知的东西还很多。目前没有发现任何明显的疾病症状并不意味着以后就不会有，所谓的潜伏期，即从感染上某种疾病到实际表现出症状之间的时间，才是要考虑的问题。在克雅二氏症通过生长激素疗法传染的案例里，潜伏期的长度可以达5~42年！所以在这项近期才结束的研究里，没人敢保证里面就没有其他病例还在潜滋暗长。作者们也承认，他们没有足够技术能够分析所有尸检标本，来确定是否有早期阿尔茨海默症的征象。出于上述原因，阿尔茨海默症能够通过生长激素疗法传染的机会，在这儿虽然表现的是零，但也完全可能存在。

一个完美证明阿尔茨海默症具有潜在感染性的研究需要至少数十年的跟踪研究，需要选择的研究对象里，一部分人要跟阿尔茨海默症病人有过近距离接触，另一些则没有。我们还得注意让这两部分人在其他方面面临的风险因素差不多是一样的。这意味着用统计学的方法比较所有因素，比如基因和环境影响，大脑储备和教育水平，以及任何可能会影响结果的条件。目前就算找到一个理想的对照组也已经不容易，想想看我们得有一批压根没接触过这种病的人。这样的研究也许永远都做不成，但无论如何，就目前已有的结果来看，我个人完全不担心自己有一天会"传染上"阿尔茨海默症。

克雅二氏症和阿尔茨海默症之间的相似之处，至少从分子层面上来说，在其他类型的痴呆和神经退行性疾病里也一样存在，比如额颞叶痴呆、路易体痴呆症，甚至也包括帕金森氏症和脊髓侧索硬化症。至于我之前讨论过的血管性痴呆则不同，它跟其他痴呆症的原理不一样（虽然它确实跟阿尔茨海默症互相影响）。还有之前研究的不那么热门的慢性创伤性脑病（chronic traumatic encephalopathy），以前被称为"拳击手痴呆"（dementia pugilistica），在分子层面也有构型异常的 tau 蛋白从一个细胞转移到另一个细胞。

所有这些痴呆症都会导致认知能力下降，和与其相关的其他症状，研究也几乎必然会揭示它们之间存在某些尚属未知的相似之处。到底这些努力能不能推动阿尔茨海默症治疗的研发目前谁也说不准，但显然从任何痴呆病人的角度来看，研究速度推进的越快，希望就越大。

那研究的面究竟要铺得多广呢？科研之所以具有挑战性是因为一方面你得承受风险，去尝试那些看起来似乎没有希望的事情；另一方面也得同时限制自己，让事情具有可行性。然后，就可能有那么一瞬间，整个图景上所有的看似互不相干的故事突然就联系起来，整合成了完整的网络。

关于这一点我有一个绝佳的例子，它也证明痴呆症可能带来许多难以解释的影响。

这个故事发生在南太平洋上的关岛。像其他很多地方一样，许多世纪以来，这里也来过源源不断的征服者，但目前它属于美国领土。关岛的总人口为18万—19万，其中约7万人是土著——查莫罗人（Chamorros）。第二次世界大战之后，人们发现查莫罗人表现出两种复合的异常神经退行性症状，这迅速吸引了医学专家们的兴趣。这两种症状，一种像是痴呆–帕金森氏症综合征，另一种像是脊髓侧索硬化症的一个特殊型。而脊髓侧索硬化症的发病率在这种人群里比其他任何地方都要高上100倍。

一开始这些症状被认为是关岛独有的，后来零零散散也有类似症状的病例在日本和新几内亚岛的西岸出现。"关岛病"的独特症状让它一开始颇受关注，而之后人们发现，这两种症状都在飞速消失，更让人们对它兴趣大增。它们究竟怎么会消失？它们从哪儿来？为什么它的发病率会在两个距离不超过10千米的临近小镇有如此大的差异？再加上人们观察到，关岛还存在一个特殊的阿尔茨海默症亚型，它跟一般的阿尔茨海默症完全不同，病人脑中只有神经缠结但没有斑块，它的发病率也在持续上升，所以一时间关岛成了关注焦点。

它的逐渐消失也很有意思；疾病本身的确会有起伏变化，但"关岛病"是两种复合疾病：脊髓侧索硬化症和帕金森氏症。脊髓侧索硬化症的首次记录出现在战争刚结束时，一直到大约1960年都维持稳定。帕金森氏症一直到20世纪50年代中期才被发现，但之后增长迅速，不久就与脊髓侧索硬化症旗鼓相当。然后这两者的发病率都开始下降。在一个总人口飞速增长的时代，脊髓侧索硬化症和帕金森氏症的患病人数直线下降，如同抛进池塘的一粒石子。仅仅10年，这两种病的每年发病人数就降到了之前一半甚至更少。如今在关岛，这种特殊类型的脊髓侧索硬化症已经很少见了——1951年之后出生的所有人里没有任何一个患上这种疾病。

患病率下降得如此迅速，那么问题一定不会出在基因上，而更可能是环境因素。你猜在这个例子里，人们最先怀疑的是什么样的环境因素？铝。还是那个在铝和阿尔茨海默症的争议里很活跃的丹尼尔·珀尔，他发现那些大脑里出现神经缠结的关岛人，无论表现出的是症状是脊髓侧索硬化症还是帕金森氏症，他们的脑神经里都含有高的超乎寻常的铝。这当然又是一个有意思的发现，但跟铝假说本身的命运相似，这个小插曲也很快退出了主流。

然后故事就开始一步步偏离常轨。20世纪60年代早期，文化人类学者玛乔丽·怀汀（Marjorie Whiting）指出，查莫罗人饮食里的一样重要成分——拳叶苏铁(false sago palm，学名 *Cycas circinalis*) 的种子可能是导致痴呆症的元凶。拳叶苏铁是苏铁树科的一种植物，它们在过去曾经非常繁茂，在真正的侏罗纪公园，它一定满地都是——那时候就是"苏铁时代"。它们的种子大概有一个乒乓球那么大，有毒。查莫罗人当然非常了解这点，所以他们把种子反复多次浸泡换水，然后才把它们磨成粉。无论如何这种粉末含有一定毒性，这已经足够怀汀和其他人提出怀疑，认为查莫罗人这种奇怪的神经退行性病变也许是因为中毒引起。发病率的下降也完美地跟结论吻合：在第二次世界大战期间和被日本占领时期，查莫罗人几乎吃不到大米，只有依靠苏铁种子粉生存。战后，吃这种粉的人越来越少；算上开始发病需要的数年，1960年后发病率的急剧下降从时间上跟行为转变一致。

但实际上查莫罗人为了降低毒素，着重对种子进行了处理，这也让人对前面的推测不由生疑。他们可能根本吃不到足够让他们中毒的量。还有另一个问题，如果给动物喂大量苏铁种子粉，它们也没有表现出任何神经系统疾病的症状。在同样发现这种疾病的另两个地方，日本和印度尼西亚新几内亚，当地人们也并不吃这种苏铁种子粉。

我们需要向着更意想不到的方向探索，现在已经是传奇人物的奥利佛·萨克斯(Oliver Sacks)帮我们走出了这一步。他身兼作者和神经学家，跟民族植物学家保罗·考克斯(Paul Cox)合作，宣称确实还有一种途径可以富集苏铁树毒素。他们说得很坦白："我们认为关岛上的查莫罗人因为吃狐蝠而摄入了大量苏铁树毒素。"[1]

他们的论文立足于生物放大作用的基础理论。就是这种理论告诉我们，我们应该尽量避免吃某些特殊种类的海鱼，因为它们体内积累了大量从食物链上低一等的生物那里获取的、不易代谢的化学物质，尤其在脂肪组织里更多。这些化学物质从数百万计的海藻那里传递到成千上万只小鱼体内，再到几百只中型鱼里，继续传递到若干大鱼那儿，最后可能终结到一只鲸鱼。马里亚纳群岛上生活着几种狐蝠，它们比北美种体型要大，长着一张确实很像狐狸的脸，一度在关岛到处都是。而不同于它们的北美亲戚们，它们的食物不是昆虫，而是水果和花蜜。关岛狐蝠喜欢吃苏铁种子，它们吸取种子的汁液，把果肉吐出来。在它们被人类捕猎而到了濒临灭绝的境地之前（部分原因也是战后有大量枪支流入关岛），它们一群群的到苏铁树上找吃的。另一个重要信息是，关岛狐蝠同

1　Cox, P. A. and Sacks, O. W.："Cycad neurotoxins, consumption of flying foxes and the ALS-PDC disease of Guam". Neurology 58 2002: 956–959.

样可以在它们体内的脂肪组织里积累毒素。

整幅拼图的下一块碎片：查莫罗人吃狐蝠。他们把狐蝠放在椰浆里煮，然后整只吃掉，连皮带骨都不放过。两个最热衷吃狐蝠的村子也是这种神经退行性病变发病率最高的地方。

所以最开始对发病率减少的解释是，一旦当地人可以吃得上大米，他们的饮食习惯就改变了；人们就不再吃苏铁种子粉。萨克斯则争辩道，不对，他们不再能吃到跟苏铁树有关的东西是因为狐蝠变得稀有了（有一个种的狐蝠已经完全灭绝）。没有狐蝠，也就没有了食物链上富集的毒素，疾病也就随之烟消云散。

萨克斯的共同作者保罗·考克斯更进一步测量了这种特殊毒素在拳叶苏铁种子里的含量，和它在3只关岛狐蝠皮肤里的含量。那3只关岛狐蝠当时保存在加州大学伯克利分校脊椎动物学博物馆里。他们发现，他们要测量的这种特殊毒素在狐蝠皮肤里的含量比种子里高出成百上千倍。这个含量也意味着，如果一个人吃掉一只这样的狐蝠，就相当于吃掉了超过1 000千克处理过的苏铁种子粉。[1]虽然这篇文章配发的编者论提出，这3只狐蝠皮肤里含有如此高浓度的神经毒素，也许就是它们最后成为博物馆藏品的原因，但总之拼图的这一块是补上了。

考克斯和同事为整个毒素传递过程添上了最后一个环节，他们发现，在苏铁树根部与其共生的蓝细菌（Cyanobacteria）可以产生大量的毒素，而这种毒素看起来就是造成疾病的罪魁祸首。这样，一整条复杂而完整连续的毒素传递链就建立起来，从细菌，到它们产生的毒素，到种子，狐蝠，最后到人类体内。有意思的是，这种神经退行性疾病居然是由这样罕见，甚至称得上奇特的一些因素合起来造成的。但就像之前铝假说的支持者们经历过的那样，就在你觉得一切已经尽在掌握的时候，它却开始变得不可靠起来。相同的故事也在这里上演了。

1　Banack, S. A. and Cox, P. A.：“Biomagnification of cycad neurotoxins in flying foxes”. Neurology 61 2003: 387-889.

首先，有人对病人和对照组做了一系列采访，调查他们各自收获和食用苏铁种子粉和/或狐蝠的情况。这些采访让研究有了转机，他们发现，只有采集苏铁树的种子和食用苏铁种子粉才是风险因素，尤其是对于男性。调查显示，食用狐蝠并不能提高脊髓侧索硬化症或者帕金森氏症的风险。诸如年轻人在战争期间为了躲避日本士兵藏到树林里，只能食用没有经过足够漂洗的苏铁种子粉充饥这类故事，跟研究者发现的特定年龄的男性患病风险更高的现象吻合。但疾病跟狐蝠之间的关联似乎在这儿消失了。

　　更进一步的探索显示，采集和食用苏铁种子粉跟疾病之间的联系也有点奇怪：在儿童时期这种行为并不一定导致高患病风险，对青年人则是高风险因素，而对成年人来说就完全不受影响。这种不一致的模式也许可以用调查方法来解释，因为研究依赖于年长者，有时是患上痴呆的成人，或者第三方照顾者给出的问卷答案。

　　过去几年中，苏铁树假设——现在已经公认跟狐蝠无关——也陷入泥沼，一边承受着批评，一边还这儿一点那儿一点地补充着证据。想要显示苏铁毒素能引发实验动物患上神经退行性疾病已经被证实很难；我们至今也还不清楚，查莫罗人到底吃了什么，能含有足以致病的高浓度毒素（至于其中最有可能的毒素是在病人大脑里的 β-甲氨基-L-丙氨酸，BMAA，围绕它有许多不同猜测，也让情形更加扑朔迷离）。发病率的减少也意味着患病人群的缩小，这也让正在进行中的研究变得更加不易。

　　话虽如此，相关的思考已经发展得更为深入。还是那个最开始跟奥利佛·萨克斯合作的保罗·考克斯，着手调查世界其他地方是不是也有蓝细菌爆发跟神经退行性疾病——比如脊髓侧索硬化症相关联，换句话说，他在追问更深层的问题，除了关岛的例子，细菌毒素是否可能是其他类似疾病的病因基础？显然苏铁树可能不会再被涉及，但BMAA无疑还有其他方法来实现生物放大作用。实际上2013年年末，包括考克斯在内的研究者报告了地中海沿岸拓湖（Thau lagoon）附近的一系列异常高发的脊髓侧索硬化症病例，而拓湖是法国最热衷食用贻贝和牡蛎的地区。研究者承认他们无法确定在那儿发现的疾病和这些双壳贝类体内毒素水平有直接关系，但无论如何他们还是希望把这件事放在台面上讨论。

目前这个故事就进行到这儿，跟我在上一章写到过的铝假说一样——它们都非常引人入胜，但都还没有确定结论。两者都充满争议，而且非常遗憾的是——至少对作者来说——它们都没有干净利落地以一个确定的结论收尾，但科研往往就是如此。

就算追踪关岛这些让人好奇的现象最终也不可能让我们得到一个治疗痴呆症和神经退行性疾病的更好方法，但这也绝不是浪费时间。这里大部分病症由什么引发还不清楚（暴露于DDT已经和阿尔茨海默症的发病联系在了一起，这只是其中一个例子[1]）。除了（适当地）关注阿尔茨海默症的遗传学病因，我们需要对其他所有可能的因素都保持开放的态度。你永远也不知道，知识会来自什么奇怪的地方。

1　Richardson, Jason et al. "Elevated Serum Pesticide Levels and Risk for Alzheimer Disease." JAMA Neurology published online January 27, 2014.

第十八章　住在哪，吃什么？

你有没有可能降低自己患上阿尔茨海默症的概率？有，但只能降低几个百分比。我之前在这本书里已经提到过一些方法。这些能够降低风险的因素（排名不分先后）受教育、挑战智力的工作、责任感、偏低的体重和充足的锻炼（这是安大略脑科学研究中心认定的唯一一个最有效的方法）[1]。其他还有保持社交活跃和充足睡眠，有良好（不含高风险片段的）基因也会有帮助。在这些你能把握的因素里，有一些因素互相关联：良好的教育可以让你更轻松地找到一份挑战智力的工作；身材苗条多半来自坚持锻炼和健康饮食，但最有趣的是饮食和地理环境之间的潜在联系。而这里最经常拿出来举例的就是印度香料姜黄（turmeric）和阿尔茨海默症在印度发病率的关系。

安德鲁·韦伊（Andrew Weil）博士是整合医疗概念的支持者，在他的网页上，有篇名为《吃姜黄的三大原因》的文章。其中首要的一条原因就是减轻阿尔茨海默症。这个说法还有民族植物学家詹姆斯·杜克(James Duke)博士的研究做基础。杜克博士发现至少有50项研究提到姜黄（或者它的主要化学成分，姜黄素，curcumin）和阿尔茨海默症的关系，所以他认为，阿尔茨海默症之所以在印度发病率较低，是因为姜黄的普及。[2]

1　http://www. braininstitute. ca/sites/default/files/final_report_obi_pa_alzheimers_february_25_2013. pdf.

2　Duke, J. A.："Turmeric, the Queen of Cox-2-Inhibitors."Alternative and Complementary Therapies Oct. 2007：229-234.

这儿确实有个故事，但不像杜克博士表达得那么直截了当。反之，它是一个说明要毫不含糊地确定一个因素能够抵御阿尔茨海默症是多么困难的最好例子。从化学领域来看，有许多可靠的实验数据证实了姜黄素可能对治疗阿尔茨海默症有效。在实验室里，姜黄素一方面可以防止beta淀粉样蛋白的沉积，同时也能降解已经形成的beta淀粉样蛋白纤维。到了更复杂的细胞培养基里，姜黄素也表现得不错，而且似乎非常多功能，对多种不同的促阿尔茨海默症形成的化学过程，它都有逆转或减缓的效果。在整个动物身上：用低浓度的姜黄素饲喂经过基因工程处理，对阿尔茨海默症易感的小鼠，经过6个月后，小鼠大脑里斑块减少，形成斑块的物质含量也降低了。然而，在一系列谜团里，首当其冲的一个是，更高浓度的姜黄素反而完全没有保护作用。

考虑到我们已经很清楚，降低斑块含量并不能总是保证痴呆症状的减少，认知问题是通过其他方法验证的。他们给注射了beta淀粉样蛋白的大鼠喂含有姜黄素的食物，而不是一般的实验室鼠粮，然后这些大鼠在莫里斯水迷宫测验里表现得更好。

这是针对啮齿类动物认知能力的经典测验，虽然从人的眼光来看它有点残忍。实验设施是一个2米宽的水箱，中间有一个隐藏在水里的平台。每只大鼠有30秒钟时间在平台上四处查看，然后就会被抓出来擦干，等着下一次再被放进水里。它们的计策应该是记住训练时从平台上看到的景象，再根据记忆游回去就能脱险。大鼠因为被注射了淀粉样蛋白所以空间记忆受损，但含有姜黄素的食物抑制了记忆减退。[1]

这些发现固然让人激动，但就在研究从细胞培养基过渡到人类身上时，要得到一个确定的答案就越来越困难。比如一本阿育吠陀医学（Ayurvedic

---

1 Frautschy, S. A.："Phenolic Anti-inflammatory antioxidant reversal of Ab-induced cognitive deficits and neuropathology". Neurobiology of Aging 22 2001: 993-1005.

记忆的终点：关于阿尔茨海默症的自然史

medicine，印度教传统医学）[1]杂志《阿育（Ayu）》里发表过一项研究，显示姜黄可以减轻阿尔茨海默症的症状。整个研究只包括3个病人。[2]显然一个只有3个病人作样本的研究不会有什么用——要得出点什么结论至少需要更多样本。也因为这些病人都还活着，所以阿尔茨海默症更多是一个疑似诊断，而不是确诊。如果这时候有个同样在3个病人身上完成的实验得出相反结果，你就能下结论说姜黄没用了吗？显然不行，样本量是需要达到一定数量的。

在香港，在34个病人身上进行了6个月的一项临床试验给我们提供了多组有用的数据，是否表现出副作用，beta淀粉样蛋白的水平和姜黄素在血液里的含量（这点非常重要，因为，吃下去的姜黄素只有少数才能到达大脑里），但因为这项试验中的安慰剂组，在研究进行这段相对较短的时间里，没有显示出任何能够探测出来的认知能力衰减，所以我们也无法从中得出任何关于姜黄素疗效的结论。[3]

美国进行的一项类似研究收入了36位被试：即便把剂量提高到每天24克，研究者仍然无法测量到血液里有明显含量的姜黄素出现，病人的认知能力数据甚至在研究进行的过程中还略微下降了一些。然而，就算是这样的大剂量，被试们也都能够承受，所以也许应该把类似实验延长到数年而不是几个月。[4]

最后，一项来自新加坡的研究纳入了较多的一批人来做被试（超过1 000人），得出的结论是那些常吃含有姜黄的咖喱的人比起很少或者根本没吃过咖喱的人，他们在认知能力测试上的得分普遍更高。这项研究的被试年龄差距不

---

1 阿育吠陀（梵语：梵文：आयुर्वेद，拼音：Āyurveda，意为"长生之术"）为印度教及佛教的传统医学。阿育吠陀医学不仅是一门医学体系，而且代表着一种健康的生活方式。阿育吠陀（Ayurveda）由两个字组成：Ayur指生命，Veda为知识、科学之意。因此阿育吠陀一词的意思为生命的科学。在这种治疗体系中，人体被认为是自然不可分割的一部分，当身体与自然不调和时，人体的各项机能便会受到阻碍，进而导致生病。——译者注，资料来源：https://zh.wikipedia. org/wiki/%E9%98%BF%E8%82%B2%E5%90%A0%E9%99%80。

2 Hishikawa, N.："Effects of turmeric on Alzheimer's disease with behavioral and psychological symptoms of dementia". AYU 33(4)Oct-Dec 2012: 499-504.

3 Baum. L. et al："Six-Month Randomized, Placebo-Controlled, Double-Blind, Pilot Clinical Trial of Curcumin in Patients With Alzheimer Disease". Journal of Clinical Psychopharmacology 28(1)February 2008: 110-112.

4 Ringman et al.："Oral curcumin for Alzheimer's disease: tolerability and efficacy in a 24-week randomized, double blind, placebo-controlled study." Alzheimer's Research & Therapy 2012, 4:43 2012.

小，从60~93岁不等，而且虽然科学家试图控制除了姜黄之外可能影响结果的其他因素，比如心血管问题、饮食、锻炼、抽烟喝酒，等等，但不难想象这些来自不同民族的群体——中国人、印度人和马来人——单凭一次调查，他们身上可能有多少我们还没发现，但能够对结果造成潜在影响的因素。

比如，印度咖喱比马来或者中式咖喱一般都含有更多姜黄，印度人也更经常吃咖喱；所以这可能是这项研究里发现印度人在认知能力方面有更显著增强的原因。另一方面，他们患有相对较多的心血管并发症，也可以解释为什么他们在认知能力测试里总体表现还是不如中国人。最后一点需要注意的是，这项研究并不是关于何种干预手段能够治疗阿尔茨海默症的，而只是持续跟踪测量这些被试的认知能力。

这项研究到底给我们提供了什么信息？至少它提示了方向，鼓励我们继续去做更多、更全面的研究。现在再让我们来看这个说法：印度阿尔茨海默症发病率低可能归功于食用姜黄。首先，印度可不是一个统一的整体，所以不能假定所有地方的人都摄入同样数量的姜黄。每个地方的饮食和人种（基因背景就不同）也完全不一样。但一项开始于几年前的美印合作研究项目确实发现，在距德里约30千米的小镇伯勒布格尔（Ballabgarh），阿尔茨海默症的发病率非常低，在65岁以上的人群中大概只有1%；在北美对应的调查区域，宾夕法尼亚州的莫农加希拉谷（Monongahela valley），这个数据至少是它的6倍，两者差别之大，让人难以置信。

但这项美印合作研究里的科学家们却不认为姜黄是导致差别的关键因素。饮食确实可能起了些作用，因为大部分印度人吃素，而且食物也较为低脂。他们之中就没有肥胖的人，但还有其他一些因素，它们的重要性也不相上下。

跟20世纪30年代的北美类似，在印度，痴呆症/阿尔茨海默症被默认是随着衰老不可避免的一种症状，更不容易被人关注，尤其是传统的家庭结构仍在延续，老年人不管有没有患上痴呆都可以留在家中得到照顾。更早些一项在印度果阿邦(Goa)也得出类似结论，印度医生很少见到痴呆症的病例，因为在印度人们不认为这是需要治疗的疾病（尽管同一项研究也发现，认知能力下降的老年人在家得到的照顾不如以往，儿女们多是怀着分遗产的希望才去照顾老人，而不是出于孝心）。[1]实际上在当地话孔卡尼语（Konkani）里根本就没有表示痴呆症的词。

在这项美印合作研究发出的第一篇文章里，作者们也争论说，一旦老人们患上痴呆症，他们面临的就是预期寿命的降低和更短的存活时间（并且少有人借助医学手段来改善自身状况的），而这些都可能造成伯勒布格尔地区阿尔茨海默症的发病率极低，从而导致与宾夕法尼亚地区的区别。他们使用的测试和诊断认知能力的方法可能会漏掉许多轻到中度阿尔茨海默症的病人，尤其需要考虑的因素是，因为75%的人不识字，所以他们不得不修改了测试来适应被试的情况。基因在这儿也起了一定作用，因为伯勒布格尔的被试者携带高风险 *APOE4* 基因的概率也比较小。但你也不能只看表面，因为就像研究者指出的那样，*APOE4* 也会增加心血管疾病的风险，所以那些携带有这种基因的被试也可能根本还没来得及患上阿尔茨海默症，就会死于心血管疾病。也有可能出现我们根本预料不到的情况：越来越多的证据支持血红蛋白含量偏低是痴呆症的风险因素，在印度，一方面由于素食传统，一方面由于寄生虫、血红蛋白偏低是个大问题。匹茨堡大学的玛丽·甘谷丽（Mary Ganguli）博士是这个美印研究项目的骨干，她在一封电子邮件里评论了伯勒布格尔的低发病率：

"但是从长远来看，随着印度和其他国家人口预期寿命的延长，即所谓'全球老龄化'现象，我们还是能够预料，未来在这些国家会出现慢性疾病患病率的飞速增长，其中也包括痴呆症。仅从百分比可能比西方国家要低，但这是基于一个庞大基数的百分比，所以实际的病人数量也会是个不小的数字。"

所以实际上我们应该全面考虑印度和其他所有发展中国家的实际情况，而不是只关注有什么食物能防病。显然如果只看姜黄素的例子，支持它能起到什么关键作用的证据还不充分。另外印度其他地方的痴呆症发病率也要比伯勒布

1　Patel, V. and Prince, M. : "Ageing and mental health in a developing country:who cares?Qualitative studies from Goa, India". Psychological Medicine, 2001, 31, 29–38

格尔高出许多，虽然这些地方的居民也都吃姜黄。

如果这样的话，我还需要多吃姜黄吗？为什么不呢。反正它没什么副作用，我也恰好喜欢它做主角烹饪出的菜式。但我不会指望它能有什么抗阿尔茨海默症的作用，尤其是还有其他更具说服力的饮食建议可以采纳。任何时候得出结论说饮食是主要因素都得小心谨慎。

2001年的一项研究就是个绝佳例子，它比较了在伊巴丹、尼日利亚居住的约鲁巴人和住在印第安纳波利斯市的非裔美国人。[1]不管是笼统意义上痴呆症的发病率（患病人群的比例）还是阿尔茨海默症的发病率，在约鲁巴人里都要显著低于非裔美国人群体：两者都低了一半还多。虽然研究没有着重关注饮食，但这两个群体从基因上差别不大，而在已知可以导致阿尔茨海默症的各种问题上（糖尿病、高 BMI 指数[2]和高血压），约鲁巴人都优于非裔美国人。这也可能意味着美国人的西式饮食方式要对患病的高风险承担一部分责任。然而，就算基因类似，非洲的约鲁巴人还是跟非裔美国人不相同（奇怪的是，在约鲁巴人里，携带 *APOE4* 基因并没有显示出跟阿尔茨海默症高风险之间有什么联系），所以饮食是一个可能因素，至于它到底有多么重要，还真的不好说。

另一项类似研究显示，日本人移民到夏威夷后，他们患阿尔茨海默症的风险有所上升。这再一次提示也许饮食起了什么作用（摄入更多脂肪，吃鱼比以前少了），但研究也没有直接从被试那里收集到饮食数据。考虑到血管问题会因为脂肪堆积而更加恶化，而它又同时可以导致痴呆症，所以这是个说得通的推断。但就算没有可疑之处，也不代表我们就能得出确定结论。

但好在如果你希望减少自己可能的患病风险，应该吃什么，或者应该不吃什么，我们已经有比较确定的信息。有一项很有说服力的实验探索了6年中认知能力衰减的速度和一系列食物之间的关系，他们发现，吃蔬菜——但不包括

---

1 Hendrie H. C. et al: "Incidence of Dementia and Alzheimer Disease in 2 Communities" Journal of the American Medical Association 285(6)Feb 14, 2001: 739-747.

2 BMI 指数，即身高体重指数，计算方法是体重除以身高的平方，通常被用来作为评判肥胖与否的标准，但因为没有计算体脂率也受到不少批评。——译者注

水果——可以降低患痴呆症的风险。[1]6年时间里，那些平均每天吃超过两份蔬菜的人认知能力减退最少。这种保护作用相当可观，等同于年轻了5岁（要知道对阿尔茨海默症来说，年龄无疑是最大的风险因素）。绿叶蔬菜最为有效，但让人不解的是吃水果没有带来什么好处。作者也对这一发现表示不解（之前有研究证明，绿叶蔬菜和十字花科的蔬菜最有效），他们怀疑也许这些蔬菜含有大量维生素E，这是一种强有力的抗氧化剂，可能对预防疾病有效。但是，不管里面起关键作用的化学物质是什么，至少研究认定了重要的食物都有哪些。

然而，在所有这些不确定之中，有一种食物毫无疑问跟阿尔茨海默症和痴呆症关系密切，那就是糖。2013年一篇学术文章里说得最为清楚："血液中葡萄糖水平的*每一点*升高都跟痴呆症患病风险的提高相关联。"[2]（斜体字是我加的）。

多年以来，有许多证据显示阿尔茨海默症里存在糖代谢异常。最先能够测量到信号之一是大脑里的葡萄糖代谢异常，它的出现早于任何能探测到的认知能力受损。糖和阿尔茨海默症之间的关系是由胰岛素介导的。

也许你了解胰岛素是怎么回事：它由胰腺产生，帮助葡萄糖从血液进入到受体细胞中，一部分直接被分解利用，一部分转化成糖原或者脂肪的形式储存起来。胰岛素调控的糖代谢如果出了问题，就会导致糖尿病。糖尿病分1型和2型两种。

1型糖尿病是因为身体里的免疫系统误认了胰腺里产生胰岛素的 β 细胞，对它们发动攻击，导致它们无法生产足够胰岛素，以至于这些病人必须依赖外界胰岛素供应，还得经常测量血糖水平来决定注射胰岛素的量。加拿大科学家弗雷德里克·班廷（Frederick Banting）因为分离鉴定出胰岛素而获得了诺贝尔奖。自20世纪20年代早期，以他的研究为起点，有许多研究都致力于发展各

---

1 Morris, M. C. et al: "Associations of vegetable and fruit consumption with age-related cognitive change". Neurology 67, 2006: 1370-1376.

2 Crane, P. K. et al: "Glucose levels and Risk of Dementia". The New England Journal of Medicine 369 (6) August 8, 2013: 540-548.

种胰岛素治疗方案，让人工给予的胰岛素能够更好地模拟生理状态下的起伏变化。

2型糖尿病则是一种完全不同的类型，占所有糖尿病的90%。它以飞快速度流行起来，部分原因是高糖高油的"西式"饮食方式。2型糖尿病不只是胰岛素供应减少——虽然它确实也是事实——而是血液中的胰岛素无法进入需要它的细胞并发挥功效。这种现象被称为胰岛素抵抗。因为组织细胞无法吸收利用葡萄糖，所以一方面它们留在血液里，致使血糖升高；另一方面也同时使组织出现能量匮乏。

患有2型糖尿病的病人患阿尔茨海默症的风险加倍，这个统计结果，加上观察到的，发病早期就存在的葡萄糖代谢异常，以及大脑里的胰岛素受体集中在某些区域，例如阿尔茨海默症首先波及的内嗅皮质和海马区，都让人更加关注大脑里的胰岛素糖代谢状况。一些科学家，尤其是布朗大学的苏珊娜·迪·拉蒙特(Suzanne de la Monte)抛出一个强有力，且具有革命性的假说，认为阿尔茨海默症是第2型糖尿病。[1]为了更直接证明这一点，她(和其他同事)假设，2型糖尿病可能是阿尔茨海默症的协同致病因子，它能提高患病风险，但并不能直接引发疾病——他们给幼年小鼠连续饲喂4个月极高脂饮食后，它们确实患上了2型糖尿病，大脑里也显示出所有葡萄糖代谢紊乱的征兆，但却没有表现出任何阿尔茨海默症的特征病变，比如斑块和/或者神经缠结。所以结论是：2型糖尿病本身并不足以导致阿尔茨海默症，但有足够证据表明它们之间存在某些联系。(的确，近期研究更进一步的发现，在那些经过基因工程改造所以衰老速度加快的小鼠身上，2型糖尿病确实能引发淀粉样蛋白和tau蛋白的数量增加。)[2]

我们还有更多数据提示阿尔茨海默症作为一种疾病，脑内胰岛素系统失调

---

1 de la Monte, S.: "Brain Insulin Resistance and Deficiency as Therapeutic Targets in Alzheimer's Disease". Current Alzheimer Research 9, 2012: 35-66.

2 J. Mehla et al.: "Experimental Induction of Type 2 Diabetes in Aging-Accelerated Mice Triggered Alzheimer-Like Pathology and Memory Deficits". Journal of Alzheimer's Disease 39, 2014: 145-162.

显然是其病理的一部分（虽然对要不要把它称作一种新型糖尿病还没有定论）：阿尔茨海默症病人大脑的死后尸检，显示出胰岛素产生、神经元对胰岛素的吸收，以及依赖胰岛素的信号通路受到了广泛的破坏；患有2型糖尿病的动物表现出了认知缺陷；如果给正常的动物施加能诱导胰岛素抵抗的化学药物，它们的认知能力也会下降，而通过激发大脑的胰岛素机制，至少可以部分缓解这些认知障碍。

胰岛素对认知能力衰退的治疗作用并不局限于实验动物。在轻到中度阿尔茨海默症病人中进行的临床试验表明，吸入胰岛素制剂可以改善记忆，至少短期内十分有效，虽然有趣的是这种作用仅限于那些没有携带APOE4阿尔茨海默症风险基因的病人。带有风险基因的病人经过胰岛素治疗反而在记忆测试里表现得更差劲，因此再次说明了（如果有必要再提示一遍的话）胰岛素效应的复杂性。[1]但吸入胰岛素对一部分人的好处，也给胰岛素和阿尔茨海默症里一些已知的谜团之间的关系提供了新的证据。另外，还有胰岛素和beta淀粉样蛋白之间的毁灭联盟。任何大脑一旦出现胰岛素水平紊乱，就会间接导致大量淀粉样蛋白的出现。

从更高层面上看，2型糖尿病和它的共犯——肥胖症，都是阿尔茨海默症的风险因子，也都在影响大脑胰岛素功能的同时影响着疾病进展。它在疾病早期就出现，让整个情况持续恶化。我们可以毫无疑问地说，如果高糖高油饮食是2型糖尿病的风险因子，那么它们同样适用这一"3型糖尿病"。

除了糖和脂肪以外，也有其他饮食可能跟疾病相关。迪·拉蒙特博士发现，把一种叫链唑霉素（streptozotocin）的化学物质一次性注射到大鼠的大脑中，会引发大鼠出现类似阿尔茨海默症和糖尿病的症状。[2]注射后数周，尽管大鼠的胰腺和血糖水平都维持正常，但大脑却受到了损害：一大串特殊的物质代

---

1 M. A. Reger et al.: "Intranasal Insulin Administration Dose-Dependently Modulates Verbal Memory and Plasma Amyloid-β in Memory-Impaired Older Adults," Journal of Alzheimer's Disease 13(2008):323-331.

2 de la Monte, S.: "Brain Insulin Resistance and Deficiency as Therapeutic Targets in Alzheimer's Disease". Current Alzheimer Research 9 2012 35-66 pp. 42.

谢途径和参与分子都受到了影响，其中许多也在糖尿病和阿尔茨海默症很常见，而且这些损害只局限于大脑——这更加说明这种糖尿病是建立在大脑病变的基础上的。

在这个例子里，饮食与阿尔茨海默症的关系表现在：引发所有这些变化的药物——链唑霉素，跟亚硝胺密切相关。我们平时吃的许多食物都富含亚硝胺，包括芝士、热狗、烟熏火鸡——这份名单还能列得很长。住在西方国家的居民因为食用这些食物，所以长期处于低含量亚硝胺的影响之下。谨慎地说，目前还没有直接证据表明它跟我们现在遭受的阿尔茨海默症发病率升高有关，但被饲喂了低含量亚硝胺的实验动物确实表现出糖尿病和痴呆症的症状。

我不打算在这儿列出一长串据说（因为这样或那样的理由）能够预防阿尔茨海默症的食物。就像我们在姜黄那个例子里看到的，跟食物和疾病相关的研究数据大多都不够系统，所以可信度也不高。我唯一能够给出的建议是，请尽量收集一切你能得到的信息，然后判断信息来源是否可靠，再决定要不要在你的菜单上添上这种食物。

但葡萄糖是例外。认为阿尔茨海默症可能是 3 型糖尿病的论断是个关键步骤，能帮我们理解糖到底在疾病发展过程中扮演什么角色。通过它，我们也能从一个不同的角度，把之前研究的零散发现串联起来。我到这儿才介绍这个观点，几乎像个马后炮，但谁知道呢，也许未来阿尔茨海默症与糖尿病之间的关系会代替许多对它的旧观念。这是我们现在的处境：已有诸多人力物力投入到了阿尔茨海默症的研究上，走弯路无法避免，许多有吸引力的点子又因为可行性不足而不得不被放弃，但总有一天我们会找到一个突破口，让我们可以更深入疾病的真相。

第十九章 还有什么?

关于阿尔茨海默症的知识有时候复杂得让人费解。但考虑到它发生在人类大脑里，还得花上几十年才能表现出症状，就会觉得如此复杂也在情理之中了。比如，我们还不完全明白记忆是怎么在大脑里形成并保存起来的，所以要试图理解阿尔茨海默症里它们是怎么受损的就更难了。就算阿尔茨海默先生在100多年前就开创了对这种疾病的研究，但真正集中探索治疗方法的研究（最开始先得理解！）还是从20世纪70年代中期才开始繁盛起来的。对于一个如此复杂的科研问题，这点时间还远不算长。

鼓舞人心的消息是：我们比20世纪70年代那会儿已经大大进步了。我们对beta淀粉样蛋白斑块和由tau蛋白构成的神经缠结到底起了什么作用已经比那时候清楚多了（当然还有不确定的地方）；对包括阿尔茨海默症在内的多种痴呆症的分类也比当时更先进，治疗概念所牵扯的学科也比以往任何时候都要多。

但这些当作研究进步的例子，也更突显了挫折感。的确，自从阿尔茨海默发现了斑块和神经缠结，它们确实一直占据着各种科学讨论的中心。但它们中有没有主配角之分？许多人倾向于斑块，或者至少它的主要成分，beta淀粉样蛋白。但在这一点上也一直存在争议。对我来说，无疑最让人感兴趣的是：神经缠结的累积跟疾病在脑部的扩散同步，但斑块却出现在大脑的默认区域（这地方的神经元跟海马和内嗅皮质，即疾病真正发展的部位还离着一段显著距离）。怎么解释海马和内嗅皮质里的神经元，在大脑发育的过程中最后才被包裹在髓鞘里，但在阿尔茨海默症里却是最先受到损害的呢？

理解斑块、神经缠结和它们的前体物质之间的关系是如今阿尔茨海默症研究领域最重要的目标，尽管可能最后这种理解会建立在其他观点之上，比如将阿尔茨海默症看作是3型糖尿病。能够理解整个机制对研究者来说是极大的满足，不只是因为它解开了一些理论死结，还因为它能让我们更清楚如何找到新的治疗方法。

也有些人认为，坚持在减少斑块或者预防斑块形成方面寻找药物其实是个错误，尽管事实上，制药公司们已经一鼓作气，在上面投入了成百上千自己（和股东）的钱。如作为回报，如果开发出了有效药物，如果病人数目一直维持目前的增长势头，那么它的价值将无法估量。我像很多人一样，对这件事抱有私人兴趣：因为我已经步入易感年龄段，所以药物出现得越早越好。

心情不错的时候我也曾一项一项地算过那些能保护我不患阿尔茨海默症的因素：良好的教育（多谢你，温尼伯！），有挑战性的工作，没有过分超重，身体状况正常且相对稳定，有责任心，还有也许是最重要的——我头比较大。（跟自我膨胀那种"头大"可不一样，那没什么用。）

但我不知道故事的另一面。我携带有一个甚至两个*APOE4*基因吗？毕竟，我母亲确实死于痴呆症，她也许可能有一个或者两个这一基因（或者根本没有，考虑到我们其实并不确定她患上的一定是阿尔茨海默症）。我父亲直到去世，认知能力仍然完好，所以我猜（只是猜测）我最多也只可能有一个*APOE4*基因。但就算我携带有一个这样的基因，考虑到它带给男性的患病风险要远低于女性，再回想起之前那些保护因子，我觉得我应该能挺住不得病的。

但这不正是这种疾病最有趣的特性吗？我们的行为，无论是继续坚持学业、健康饮食、打球或者演奏乐器都会对大脑产生某些具体影响：一些新生的树突，一系列神经递质水平激增，或者胰岛素活性升高和葡萄糖代谢进程加速。精神活动的产物——如语言或者想法，也能越过精神和物质的分界线，改变大脑里的物质代谢，大部分这些活动都能对大脑起到保护作用。这种现象可以用脑子越用越灵活来解释，因为动脑会促进大脑产生新的突触甚至新的神经元，但这种通俗的说法不能反映实际过程中那些注定异常精彩微妙细节。

阿尔茨海默症的历史如此丰富，就算之上的研究工作在过去40年里进展飞速，但它的开始仍然动人心魄。20世纪末，一群独特富有创意的科学家们——来自德国和捷克的神经学家、病理学家、显微镜专家们首先辨认出了一些至今仍然困扰我们的神经病理征象——他们是：爱罗斯·阿尔茨海默（比尔朔夫斯基和尼斯染色法，他的斑块和神经缠结才能得以显像）、弗里德里克·路易（他发现了跟帕金森氏症和痴呆症相关的路易小体）、阿诺德·皮克（他是布拉格神经病理学派的领头人，发现了数量异常的tau蛋白，也就是现在被称为"皮克小体"的结构），以及汉斯·格哈德·克罗伊茨费尔特和阿尔方斯·玛利亚·雅各布（他们合作发现了克雅二氏症）。那是一段挥洒创造力和奋力竞争的时代，我们如今仍然从他们开创性的研究中受益——更不用提20世纪90年代中期，因为重新找回了阿尔茨海默博士的大脑组织切片，我们才能发现奥古斯特·D患有的早发型阿尔茨海默症是由于早老素基因上的一个变异。[1]

像所有学科一样，20世纪里也有许多名人出现，理由各不相同：奥古斯特·D本人和她在阿尔茨海默问诊时展示出的痛苦，威廉·奥斯勒和他未经大脑的玩笑"65岁以上的老人都该去死"，唐纳德·克莱普·麦克拉克伦和他的铝假说，玛丽修女和她虽布满斑块却功能正常的神奇大脑，乔纳森·斯威夫特，丽塔·海华斯。他们来自各行各业。

因为年龄是阿尔茨海默症的最大风险，所以正在寻找治疗痊愈方法的科学家们在拓展研究领域、深入揭示健康衰老的秘密方面就有巨大优势。至少在大多数经济发达的国家，现在的人们更加长寿，自19世纪中期以来，预期寿命值就在让人吃惊的稳步增长：每过4年，预期寿命值延长一个月——这说明了它的稳定性。[2]这些数字挑战了人们之前的观念，认为人的寿限是固定不变的，但

1　结论也只是暂时性的。

2　J. W. Vaupel and H. Lundström, in Studies in the Economics of Aging, ed. D. A. Wise(Chicago:University of Chicago Press, 1994):79-104.

预期寿命随健康状况变化。现在这种说法已经过时。有没有可能也许人类寿限——即我们能活到的最高年龄，已经增长了不少？如果我们对导致衰老的因素（比如端粒缩短）了解得更多更深入，是不是就可以加以弥补，让人类寿命进一步延长？当然，这些想法都会立刻让人想到，除非痴呆症已经被攻克，否则长寿也并非人人期望。

在寻找阿尔茨海默症的治疗方法或者治愈可能时，一个关键问题就是："大脑储备"（比如我在本章开始提到的那些保护因子）和一般身体健康状况的改善都能减少患上痴呆症的风险。欧洲一项研究的初步结果表明，要想确定痴呆症的发病率确实在下降就得不断重复测试，才能保证。（1）发病率是真实可靠的；（2）还能在长时间内保持稳定下降。[1]一项来自英国的研究展示了痴呆症发病率的大幅下降，认为教育和心血管健康水平的提高是其根源，但这个结果并不确定。况且，肥胖和糖尿病的增多也可能抵消这种优势。

一个人能做什么才能保证自己拥有一个长寿、健康又不糊涂的晚年呢？显然你对已经继承下来的基因无计可施，但对迟发型阿尔茨海默症来说，基因并不一定会导致发病。它们确实能提高风险，但风险也可以通过其他方法降低。如果你在三四十岁的时候才开始考虑这件事，那么有些因素，比如青少年期的营养、教育也同样已成定局。然而，就像安大略脑科学研究中心说的，每天锻炼是放在第一位的要事，不一定是什么特殊活动，日常生活随时能做的就行，比如走路。另一件事是保证自己不要超重，这可以部分通过选择健康、低脂低糖、富含抗氧化剂的食物来保证。

就在你已经尽全力抵御痴呆症的同时，科学家们也在努力了解更多关于这种疾病的信息，寻找有效的治疗方法。有些想法目前占了主流，其中一个是，阿尔茨海默症的病变其实早在出现症状之前几年甚至几十年就已经开始了。这

1　K. C. Manton et al. , "Declining Prevalence of Dementia in the U. S. Elderly Population, " Advances in Gerontology 16 (2005): 30–37; E. M. C. Schrijvers et al. , "Is Dementia Incidence Declining? Trends in Dementia Incidence since 1990 in the Rotterdam Study, " Neurology 78(May 2012):1456–1463; F. E. Matthews et al. , "A Two-Decade Comparison of Prevalence of Dementia in Individuals Aged 65 Years and Older from Three Geographical Areas of England: Results of the Cognitive Function and Ageing Study I and II, " Lancet 382, no. 9902(October 26, 2013):1405–1412.

将引导未来大多数临床试验的方向。有效的治疗方法可能会从什么方向出现呢？几年之内我们就能知道，到底减少淀粉样蛋白的方法在哥伦比亚那些高危家庭里是否起了作用。下一步是看这种方法对一般人群是不是也会有用。也有一些公司继续尝试开发能作用于疾病早期的新型抗体。除了针对斑块，还有把神经缠结也作为干预目标的计划，这些尝试的结果就能确定它们中间到底哪个才是罪魁祸首。

控制脑内胰岛素的分泌和信号传递紊乱也可能是第三个有前景的方向，当然肯定还有我们现在预想不到的进展。尽管如此，有一件事还是可以确定：一种新药从研发成功到批准上市需要大量时间，可能长达数年。所以面对这样的事实，我觉得从已知的风险因子（如上所述）着手，逐步控制患病风险并不算过分谨慎——这就是目前唯一能做的。

这么说让人不由失望，但毕竟我们面对的是如此庞杂的疾病，至少目前，我们还没有足够能力掌控它。另一方面，如今科学的发展速度着实惊人。我在写这本书的同时，科学家们又宣布找到了两项新的血液检测可以用于诊断阿尔茨海默症，或者至少能预测它的发展：一项是基于血液中的十项脂肪分子测试，另一项测试的是一系列十种蛋白。两者都能通过综合所有十项检查结果来预测之后数年阿尔茨海默症的发病情况，准确率达到了80%~90%。当然，这也带来了问题：谁会想知道检查结果？谁又希望保持不知情呢？[1]

至于治疗方法，像在哥伦比亚的项目一样，世界其他地方也已经有正在进行中的临床试验，通过它们我们能得到一些重要信息。但在阿尔茨海默症研究领域里，一个关键问题是：我们在等到一个成功结果之前，究竟能承受多少失败？而在众多看似质量和前景都很好的研究项目中，又该怎么选择，才能走上正确方向，找到阿尔茨海默症的有效疗法？一旦选择了一个项目，还得想办法筹集资金。这些是目前的状况，有许多科研项目正在以这种方法进行着，其中

1　M. Mapstone et al., "Plasma Phospholipids Identify Antecedent Memory Impairment in Older Adults," Nature Medicine 20(2014):415-418; A. Hye et al., "Plasma Proteins Predict Conversion to Dementia from Prodromal Disease," Alzheimer's and Dementia(2014):1-9.

说不定就有哪个能得到我们希望的结果。

我希望我能活得够长，可以亲眼看到人类是怎么攻克阿尔茨海默症的。这一天总会到来，只是目前我们还无法预测究竟是什么时候。

致谢

写作是一项孤独的事业——实际感觉也正是如此，但在本书的写作中，我得到了许多人的帮助。

首先，我对阿尔茨海默症的兴趣源于家中患病的亲人。一个人不可能天天与疾病面对面却毫不好奇它到底是怎么回事。这也是医学让人伤感的一面：我们从承受痛苦的病人身上学习。

幸运的是，我恰好认识几位做朊蛋白研究的科学家，他们的工作给阿尔茨海默症的研究带来了不少启发，即使其中有些并不直接针对这种疾病。尼尔·喀什曼（Neil Cashman）、瓦莱丽·西姆（Valerie Sim）、斯蒂芬妮·苏卜（Stefanie Szub）和拉里·沃克（Lary Walker）是我最熟悉的几位。另外，也有些工作在阿尔茨海默症领域的研究者迅速而详尽地回答了我提出的问题，比如：艾伦·比亚韦斯托克（Ellen Bialystok）、玛丽·甘谷丽（Mary Ganguli）、切丽·格兰迪（Cheryl Grady）、曼纽尔·格莱博（Manuel Graeber）和德里克·洛文（Derek Lowe）就是其中几位。

还有许多人跟我谈论过科学研究，他们对我的影响比我知道的还要大。比如特雷弗·德（Trevor Day）、朱迪·伊利斯（Judy Illes）、卡文·吉奥（Kevin Keough）、克莱斯蒂·尼科尔森（Christie Nicholson）、潘妮·帕克（Penny Park）、约翰·瑞尼（John Rennie）和山姆·怀斯（Sam Weiss）。我喜欢看杰夫·约瑟夫(Jeff Joseph)在卡加里的山麓医院切分制作人的大脑标本（其中一个因为患阿尔茨海默症而萎缩）。罗丝·雷德菲尔德（Rosie Redfield）的博客提醒我注意到了勒琼的丑闻。最后，班夫科学传播项目中的140多位同学让那两个星期成为我那个夏天的最爱。整整半个月边谈论科学和科学传播边吃培根——还有什么比这更好的吗？（虽然培根会增加患阿尔茨海默症的风险？呃……）

能够在线使用多伦多大学的图书馆让寻根究底变得比之前容易得多。能够下载到一百甚至两百年前的文献已经让我惊讶，更别提整个过程只要几秒钟。

我也说过，作者从来都不是孤军奋战。在写作本书的过程中，我拥有一批坚定的支持者。吉姆·吉福德（Jim Gifford）从这本书动笔到最后成书都一直全程指导，我的经纪人——杰姬·凯撒（Jakie Kaiser）也对我全力支持。我在之前致谢的草稿里写过，让她最高兴的是我终于写完了这本书——我想现在这句话也同样适用。

我感谢许多朋友的耐心，感谢他们坐下来花时间听我唠叨，向他们诉说我对阿尔茨海默症又有了什么让人激动的新发现。很遗憾我的话痨短期内大概不会有好转。我曾经放过瑞秋、艾美利亚和马克斯，没有跟他们说太多，但是我现在可能会要求他们读我的这本书。我的另一半——玛丽·安妮·穆瑟（Mary Anne Moser），每次都在我刚写完就急着读我的手稿，尽管我一直在她耳边喋喋不休，现在是把这本书献给她的时候了。

图书在版编目（CIP）数据

记忆的终点：关于阿尔茨海默症的自然史 / （加）杰伊·英格拉姆著；慕容晓丹译. — 长沙：湖南科学技术出版社，2023.5
　　ISBN 978-7-5710-1821-4

　　Ⅰ．①记… Ⅱ．①杰… ②周… Ⅲ．①阿尔茨海默病－研究 Ⅳ．① R749.1

中国版本图书馆 CIP 数据核字（2022）第 185038 号

JIYI DE ZHONGDIAN GUANYU A'ERCIHAIMOZHENG DE ZIRANSHI
记忆的终点 关于阿尔茨海默症的自然史

著　　者：[加]杰伊·英格拉姆
译　　者：慕容晓丹
出 版 人：潘晓山
责任编辑：王梦娜　李 蓓
营销编辑：周　洋
出版发行：湖南科学技术出版社
社　　址：长沙市芙蓉中路一段 416 号
　　　　　泊富国际金融中心
网　　址：http://www.hnstp.com
湖南科学技术出版社天猫旗舰店网址：
　　　　　http://hnkjcbs.tmall.com
邮购联系：本社直销科 0731-84375808
印　　刷：长沙鸿发印务实业有限公司
　　　　　（印装质量问题请直接与本厂联系）
厂　　址：长沙县黄花镇黄垅村（黄花工业园 3 号）
邮　　编：410137
版　　次：2023 年 5 月第 1 版
印　　次：2023 年 5 月第 1 次印刷
开　　本：710mm×1000mm　1/16
印　　张：14
字　　数：196 千字
书　　号：ISBN 978-7-5710-1821-4
定　　价：68.00 元
　　（版权所有·翻印必究）